U0250145

武汉大学
优秀博士学位论文文库
编委会

主　任　李晓红

副主任　韩　进　舒红兵　李　斐

委　员（按姓氏笔画为序）

马费成　邓大松　边　专　刘正猷　刘耀林
杜青钢　李义天　李建成　何光存　陈　化
陈传夫　陈柏超　冻国栋　易　帆　罗以澄
周　翔　周叶中　周创兵　顾海良　徐礼华
郭齐勇　郭德银　黄从新　龚健雅　谢丹阳

抑制SMN2外显子7剪接的调控蛋白的鉴定和作用机制研究

Screen Novel Splicing Repressors Regulating SMN Exon7 Splicing and Study the Associated Regulatory Mechanism

肖锐 著

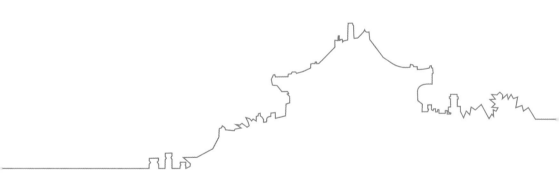

WUHAN UNIVERSITY PRESS

武汉大学出版社

图书在版编目(CIP)数据

抑制SMN2外显子7剪接的调控蛋白的鉴定和作用机制研究/肖锐著.—武汉:
武汉大学出版社,2016.4
武汉大学优秀博士学位论文文库
 ISBN 978-7-307-17315-6

Ⅰ.抑… Ⅱ.肖… Ⅲ.肌萎缩—基因—蛋白—调节(生理)—研究 Ⅳ.R746.4

中国版本图书馆CIP数据核字(2015)第294975号

责任编辑:黄汉平 责任校对:汪欣怡 版式设计:马 佳

出版发行:**武汉大学出版社** (430072 武昌 珞珈山)
  (电子邮件:cbs22@whu.edu.cn 网址:www.wdp.com.cn)
印刷:武汉市洪林印务有限公司
开本:720×1000 1/16 印张:8.25 字数:115千字 插页:2
版次:2016年4月第1版 2016年4月第1次印刷
ISBN 978-7-307-17315-6 定价:20.00元

总　序

　　创新是一个民族进步的灵魂，也是中国未来发展的核心驱动力。研究生教育作为教育的最高层次，在培养创新人才中具有决定意义，是国家核心竞争力的重要支撑，是提升国家软实力的重要依托，也是国家综合国力和科学文化水平的重要标志。

　　武汉大学是一所崇尚学术、自由探索、追求卓越的大学。美丽的珞珈山水不仅可以诗意栖居，更可以陶冶性情、激发灵感。更为重要的是，这里名师荟萃、英才云集，一批又一批优秀学人在这里砥砺学术、传播真理、探索新知。一流的教育资源，先进的教育制度，为优秀博士学位论文的产生提供了肥沃的土壤和适宜的气候条件。

　　致力于建设高水平的研究型大学，武汉大学素来重视研究生培养，是我国首批成立有研究生院的大学之一，不仅为国家培育了一大批高层次拔尖创新人才，而且产出了一大批高水平科研成果。近年来，学校明确将"质量是生命线"和"创新是主旋律"作为指导研究生教育工作的基本方针，在稳定研究生教育规模的同时，不断推进和深化研究生教育教学改革，使学校的研究生教育质量和知名度不断提升。

　　博士研究生教育位于研究生教育的最顶端，博士研究生也是学校科学研究的重要力量。一大批优秀博士研究生，在他们学术创作最激情的时期，来到珞珈山下、东湖之滨。珞珈山的浑厚，奠定了他们学术研究的坚实基础；东湖水的灵动，激发了他们学术创新的无限灵感。在每一篇优秀博士学位论文的背后，都有博士研究生们刻苦钻研的身影，更有他们的导师的辛勤汗水。年轻的学者们，犹如在海边拾贝，面对知识与真理的浩瀚海洋，他们在导师的循循善诱下，细心找寻着、收集着一片片靓丽的贝壳，最终把它们连成一串串闪闪夺目的项链。阳光下的汗水，是他们砥砺创新的注脚；面向太阳的远方，是他们奔跑的方向；导师们的悉心指点，则是他们最值得依赖的臂膀！

博士学位论文是博士生学习活动和研究工作的主要成果，也是学校研究生教育质量的凝结，具有很强的学术性、创造性、规范性和专业性。博士学位论文是一个学者特别是年轻学者踏进学术之门的标志，很多博士学位论文开辟了学术领域的新思想、新观念、新视阈和新境界。

据统计，近几年我校博士研究生所发表的高质量论文占全校高水平论文的一半以上。至今，武汉大学已经培育出 18 篇"全国百篇优秀博士学位论文"，还有数十篇论文获"全国百篇优秀博士学位论文提名奖"，数百篇论文被评为"湖北省优秀博士学位论文"。优秀博士结出的累累硕果，无疑应该为我们好好珍藏，装入思想的宝库，供后学者慢慢汲取其养分，吸收其精华。编辑出版优秀博士学位论文文库，即是这一工作的具体表现。这项工作既是一种文化积累，又能助推这批青年学者更快地成长，更可以为后来者提供一种可资借鉴的范式抑或努力的方向，以鼓励他们勤于学习，善于思考，勇于创新，争取产生数量更多、创新性更强的博士学位论文。

武汉大学即将迎来双甲华诞，学校编辑出版该文库，不仅仅是为百廿武大增光添彩，更重要的是，当岁月无声地滑过 120 个春秋，当我们正大踏步地迈向前方时，我们有必要回首来时的路，我们有必要清晰地审视我们走过的每一个脚印。因为，铭记过去，才能开拓未来。武汉大学深厚的历史底蕴，不仅在于珞珈山的一草一木，也不仅仅在于屋檐上那一片片琉璃瓦，更在于珞珈山下的每一位学者和学生。而本文库收录的每一篇优秀博士学位论文，无疑又给珞珈山注入了新鲜的活力。不知不觉地，你看那珞珈山上的树木，仿佛又茂盛了许多！

李晓红

2013 年 10 月于武昌珞珈山

摘　要

脊髓性肌萎缩症(spinal muscular atrophy，SMA)是一种发病率高并导致婴儿死亡的常染色体隐形神经肌肉障碍疾病。导致这种疾病的遗传学原因是纯合地丢失 SMN1 基因。但其同源的 SMN2 有外显子7上6位的 C 到 T 的突变导致其不剪接，产生截短的且不稳定的 SMN 蛋白，不能补偿全长的 SMN 蛋白的功能。所以，增加 SMN2 外显子7的剪接目前被认为是可行、有效的治疗脊髓性肌萎缩症的方法。因此，SMN2 外显子7的可变剪接调控的研究变得尤为重要。

本论文通过初步的 RNA 干扰鉴定出了新的 SMN2 外显子7剪接的抑制因子 hnRNP U，同时还发现了 hnRNP U 的一项新功能——可变剪接调控因子，同时还发现它既调控 SMN2 外显子7剪接，也调控 SMN1 外显子7剪接，并不响应 SMN2 外显子7上 C 到 T 的突变位点。深入研究后发现重组的 hnRNP U 在体外并不结合 SMN2 外显子7和它附近的内含子 RNA，但是在体内结合 SMN2 pre-mRNA。它的作用方式既不依赖于已知的内含子剪接抑制元件，也与该基因的转录速率无关。这暗示 hnRNP U 可能通过未知的方式调控 SMN2 外显子7可变剪接。

为了进一步认识这种新的调控机制，我们引入了大规模筛选 RNA 结合蛋白的方法来寻找更多的调控因子，从其他大约340个人类 RNA 结合蛋白基因中筛选 SMN2 外显子7的剪接抑制蛋白。找寻其中与 hnRNPU 有相互作用的蛋白。我们发现5个参与3'剪接位点识别的组成型剪接正调控因子，包括 SF1、U2AF65、PUF60、U2AF35 和 CHERP(U2 复合物成员)在 SMN2 外显子7可变剪接调控中均扮演抑制因子的角色。我们还发现 hnRNP U 与

1

U2AF65、U2AF35 和 SF1 相互作用，且这种相互作用依赖于 RNA。该结果暗示 hnRNP U 和这些组成型剪接蛋白可能是通过选择性促进组成型 3' 剪接位点的选择，而间接抑制了可变外显子的选择。因此，当这些组成型剪接蛋白被敲低后，组成型 3' 剪接位点与可变 3' 剪接位点竞争它们共同的 5' 剪接位点的能力减弱了。

为了进一步认识 hnRNP U 是通过哪个 RNA 组成与 U2AF65 等组成型 3' 剪接位点相互作用的，我们采用了 CLIP-seq 方法获得 hnRNP U 在全基因组范围内的结合图谱，发现 hnRNP U 的确不直接结合 SMN2 上关键的外显子 7 及周围 intron 区域，却直接结合 U2 snRNA 的 SmBP-box 区域。因此，hnRNP U 可能通过参与 U2 snRNP 的相互结合而被招募到组成型 3' 剪接位点的附近，与 U2AF65 相互作用。

CLIP-seq 数据显示 hnRNP U 结合在 GU 富集的 RNA 基序上，而且结合位置与一些可变剪接调控事件紧密相关。暗示该蛋白可能是一个广泛的可变剪接调控蛋白。本论文已经获得了该蛋白表达和被 siRNA 沉默的宫颈癌细胞中的转录组，对数据的全面分析有望获得该蛋白调控宫颈癌细胞可变剪接的全貌。

关键词：可变剪接，SMN2 外显子 7，hnRNP U，snRNA

Abstract

Spinal muscular atrophy (SMA) is an autosomal recessive neuromuscular disorder with high incidence, and it is the primary genetic cause of infant mortality. The genetic cause of SMA is a homozygous loss of SMN1. But its homologous gene SMN2 with a C-to-T mutation on exon 7 generates truncated and unstable SMN protein because of the low splicing efficiency of exon 7. Increasing SMN2 exon 7 splicing is considered to be a feasible and effective strategy to therapy SMA. Thus, investigating the mechanism of SMN2 exon 7 splicing regulation is of importance.

Using esiRNA silencing approach to identify SMN2 splicing repressor among heterogeneous nuclear ribonucleoproteins, this study has found the RNA-binding protein hnRNP U as a new RNA splicing factor that represses SMN2 exon 7 splicing, together with the known SMN2 repressor hnRNP A1 and A2. However, unlike hnRNP A1 and A2, hnRNP U repression of SMN2 splicing is not associated with the C-to-T mutation on exon 7, neither with any of the four known ISS elements in the neighboring introns. We further show that the repression is not associated with an altered transcription rate of the SMN2 gene either. These results indicate that hnRNP U may repress splicing of the alternative exon 7 of SMN2 pre-mRNA through a mechanism different from all the known ones.

hnRNP U has both RNA and protein interaction domains, but has never been reported to associated with alternative splicing before. We hypothesize that hnRNP U may regulate SMN2 splicing through an

1

interaction with some other known splicing factor. This promoted us to screen the other splicing factors that repress SMN2 splicing through about 340 putative human RNA binding protein genes including all the known splicing factors. We obtained 8 other splicing repressors for SMN2 splicing, strikingly, 5 of them are constitutive splicing factors for the 3' splice site selection, including SF1, U2AF65, PUF60, U2AF35 and CHERP (a component of snRNP). We showed that hnRNP U interacts with U2AF65, U2AF35 and SF1 through an RNA-dependent manner, among which U2AF65 is the strongest one. These results strongly indicate that hnRNP U may interact with these constitutive splicing factors to affect the reorganization and selection of the constitutive 3' splice site, and therefore inhibits the selection of the alternative 3' splice site. Therefore, when this class of proteins is down-regulated, the constitutive splice site becomes less competitive in interacting with their common 5' splice site. As a result, the alternative splice site becomes relatively more competitive.

In order to identify the RNA components through which hnRNP U interacts with U2AF65 and other 3'ss splicing factors, this study used CLIP-seq method to obtain the genome-wide hnRNP U binding sites. It is shown that hnRNP U has no binding site in exon 7 and the adjacent intronic regions, consistent with our data showing that the recombinant hnRNP U does not bind these regions in vitro. However, we found that hnRNP U strongly binds to SmBP-box of U2 snRNA, suggesting that hnRNP U is a constitutive 3' splice site splicing factor. We propose that hnRNP U may be recruited to the 3' splice site through binding to U2 snRNA, where it interacts with U2AF65 and promotes the 3' splice site selection.

CLIP-seq data show that hnRNP U binds to the GU-rich sequence motifs, and the binding is strongly associated with some alternative splicing events, which indicates that hnRNP U may be a general splicing regulator. The transcriptome data have been obtained for the hnRNP U -

expressed and -silenced Hela cells, and we anticipate the global view of the involvement of this protein in regulating of the alternative splicing in Hela cells will be obtained after the data analysis is finished.

Key words: Alternative splicing, SMN2 exon 7, hnRNP U, snRNA

目　　录

第1章 引　　言

1.1　可变剪接调控的介绍

1.1.1　前体 RNA 可变剪接

在真核生物中，由 mRNA 前体产生成熟的 mRNA 需要经历 5'加帽，剪接去除内含子(intron)和 3'加 poly (A)这三个过程。其中剪接去除内含子这一过程有组成型剪接(consititutive splicing)和可变剪接(alternative splicing)两种形式。高等真核生物的基因大多由多个外显子组成。一个基因的外显子以多种不同方式进行拼接的，被称为可变剪接。可变剪接是基因转录后调控的主要形式之一，对于蛋白质的多样性至关重要。目前，估计含多个外显子(exon)的基因中大约 95% 都经历了可变剪接过程(Black 2003；Wahl, Will et al., 2009)。在多细胞生物中，可变剪接可产生不同蛋白以行使如细胞生长、分化和死亡等不同的生物学功能。

剪接过程需要剪接体参与完成。剪接体通过其含有的 5 个小核糖核蛋白(small nuclear ribonucleoprotein particles, snRNPs)和大量的辅助因子协同作用来精确识别剪接位点，再通过两步催化反应完成剪接过程。其中剪接体的组装始于 snRNP U1 识别 5'剪接位点，然后 SF1 (splicing factor 1) 结合分支位点(branch point)(Berglund, Chua et al., 1997)，U2AF (U2 auxiliary factor)结合多嘧啶序列(polypyrimidine tract)和 3'剪接位点(Nelson and Green, 1989；Zamore and Green, 1989)。这一组装过程不依赖于 ATP，从而形成 E 复合物。之后，在 U2 snRNP 替换 SF1 结合分支位点后形成 ATP

1

依赖性的 A 复合物。随后，A 复合物招募 U4/U6-U5 tri-snRNP 复合物从而形成 B 复合物，再经过一系列的构象变化成为有催化活性的 C 复合物(图 1-1)。

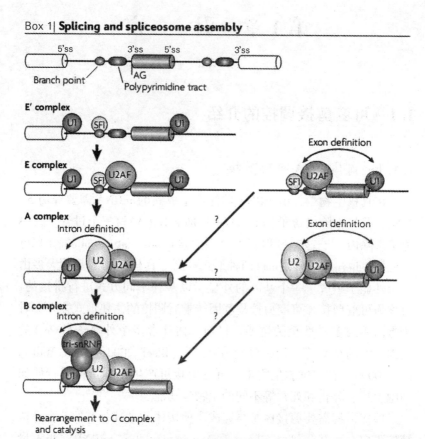

图 1-1　剪接位点的识别和剪接体组装

　　一般来讲，这一过程开始于 U1 snRNA 与 5' 剪接位点的配对，SF1 结合分支位点形成 E' 复合物。在 U2AF 异源二聚体(由 U2AF65 和 u2af35 组成)被招募到 3' 剪接位点多嘧啶区和末端 AG 位点后，E' 复合物会转变成 E 复合物。ATP 不依赖的 E 复合物随后又在 U2snRNP 替换 SF1 后转变成 ATP 依赖的剪接体前体 A 复合物。接着，招募 U4/U6-U5 3snRNP 复合物从而形成含有实施前体 mRNA 剪接所需所有亚基的 B 复合物。随后会发生一系列的构象变化和重构，包括 U1 和 U4 snRNP 的分离，最后形成有催化活性的剪接体-C 复合物。

在剪接过程中，一个可变外显子被剪接或者保留是由其 RNA 序列和蛋白调控因子共同决定的。RNA 顺式作用元件（cis-regulatory elements）依据其位置和功能可以分为四种：外显子剪接增强因子（exonic splicing enhancers，ESEs）、外显子剪接衰减因子（exonic splicing silencers，ESSs）、内含子剪接增强因子（intronic splicing enhancers，ISEs）和内含子剪接衰减因子（intronic splicing silencers，ISSs）。通常情况下，SR（Ser-Arg）蛋白家族（Tacke and Manley 1999；Graveley，2000；Long and Caceres，2009）的成员结合 ESE，而核不均一蛋白（heterogeneous nuclear RNPs，hnRNPs）则结合 ESS 和 ISS。其中，hnRNPs 含有一个或多个 RNA 结合结构域和蛋白-蛋白相互作用结构域（Smith and Valcarcel 2000；Dreyfuss，Kim et al.，2002）。人们现在对 ISE 的了解还不像对其他三种 RNA 顺式作用元件那样清楚，但也有 hnRNP F, hnRNP H, neurooncological ventral antigen 1（NOVA1），NOVA2，FOX1 和 FOX2 通过结合 ISE 来促进剪接的报道（Hui，Hung et al.，2005；Ule，Stefani et al.，2006；Mauger，Lin et al.，2008；Yeo，Coufal et al.，2009）。

mRNA 前体的可变剪接形式是多样的（图 1-2）。

一般来讲，可变剪接的选择发生在剪接位点识别过程和剪接体组装初期。但是，最近有几篇报道发现可变剪接的选择可以发生在剪接体组装过程中的不同时期，甚至可以在两步转酯之间的构象变化这一过程（House and Lynch，2006；Sharma，Kohlstaedt et al.，2008）。同时，已有许多证据表明 RNA 的转录和剪接调控是偶联在一起的（Batsche，Yaniv et al.，2006；de la Mata and Kornblihtt，2006；Sims，Millhouse et al.，2007；Lin，Coutinho-Mansfield et al.，2008）。SR 蛋白最近被发现与组蛋白的 3' 尾结合，在转录的延伸中起非常重要的作用。它与一些在染色体内部和染色体之间相互作用的基因共定位，而这些基因间的相互作用协同调控了核内基因的表达。因此，SR 蛋白在转录和 RNA 加工中的重要作用为解释它在基因组的稳定性和高等真核生物细胞周期进程中的重要作用提供了解释（Zhong，Wang et al.，2009）。

基因组的多态性和组织的特异性很大程度上取决于可变剪接过

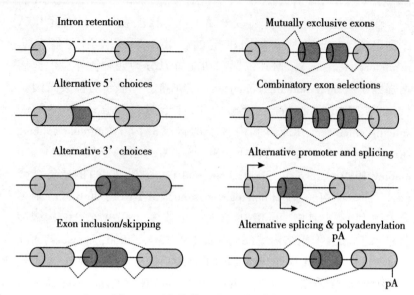

图 1-2　可变剪接 8 种不同的剪接形式

内含子保留、可变 5' 剪接、可变 3' 剪接、外显子剪接或剪接剔除、相互排斥的外显子可变剪接、组合的外显子剪接、可变的启动子剪接和可变的多腺苷酸位点。

程（Graveley，2001）。了解组织特异性的可变剪接需要知道蛋白-蛋白，蛋白-RNA 和 RNA-RNA 之间的调控网络。组织特异性的可变剪接被认为是由不同的特异性表达和/或广泛性表达的剪接因子的浓度和活性来控制的（Grabowski and Black，2001；Park, Parisky et al.，2004；Zhang, Lotti et al.，2008）。目前人们运用高通量的实验方法来揭示更多可变剪接事件（Blencowe，2006；Castle, Zhang et al.，2008；Pan, Shai et al.，2008；Wang, Sandberg et al.，2008），例如，德国马普研究所 Marie-Laure Yaspo 研究小组 2008 年 7 月在 *Science* 上发表论文，用 Illumina 高通量测序平台解析了人胚肾和 B 细胞的转录组，分别获得 8638919 和 7682230 个 27-碱基对的 reads（测序数）。其中 50% 定位到唯一的基因组位点，其中 80% 是在外显子区，66% 的多聚腺苷化转录本定位在已知基因。34% 没有被注解的基因组区域，共发现了 94241 剪接位点，其中 4096 是新发现的，同时发现外显子跳过是可变剪接里最丰富的一种（Sultan，

Schulz et al., 2008）。在同年 11 月，美国西雅图的 Rosetta Inpharmatics LLC 公司的 Jason M Johnson 博士研究小组在 *Nature Genetics* 上发表文章，通过用全基因微芯片的方法对人类 24426 个可变剪接事件在 48 个不同样品中的发生情况进行检测。他们发现超过 11700 基因和 9500 剪接事件在组织中是差异表达的。通过无偏见的系统搜索的方法，该研究组对 4~7 个 nt 的 RNA 序列组合（21760 种）进行搜索，发现 143 序列在被调控的盒式外显子（cassette exons，也叫可变外显子，对应的是外显子跳过可变剪接模式）附近富集，其中包括 6-nt 的序列基序 UCUCU、UGCAUG、UGCU、UGUGU、UUUU 和 AGGG，它们分别是剪接因子 PTB、Fox、Muscleblind、CELF/CUG-BP、TIA-1 and hnRNP F/H，相互对应的顺式剪接元件。每一个组的 RNA 基序具有特定的基因组定位和组织特异性。如 UCUCU 通常在大脑和横纹肌里被上调的盒式外显子前面 110~35nt 的地方出现，但是在其他的组织细胞中被排斥。UCUCU 和 UGCAUG 似乎拥有类似的功能，但是独立的作用机制，它们分别在 33% 的骨骼肌上调的盒式外显子的 5' 和 3' 剪接位点附近出现（Castle, Zhang et al., 2008; Sultan, Schulz et al., 2008））。高通量的方法把可变剪接调控的研究推向一个复杂的，多向的，但是令人兴奋的生命科学研究前沿。

在可变剪接调控的机制研究过程中，我们常常会思考哪一步参与了可变剪接的形成，哪些蛋白在其中调控，RNA 聚合酶 Ⅱ 是否参与其中，哪些机制调控着组织特异性的可变剪接。本书逐个介绍这些方面的研究进展。

1.1.2 剪接位点的识别和选择

人类大多数基因都含有多个外显子，它们的平均长度为 50~250bp，远小于其之间的内含子的长度（常常有上千 bp 长）。由于内含子很大，剪接体组装的初期一般发生在外显子周围，这种以外显子为中心的剪接位点识别形式称为外显子界定（exon definition）（Sterner, Carlo et al., 1996）。外显子界定后通过 U1 snRNPs 和 U2 snRNPs 跨内含子的相互作用会转变成内含子界定（Lim and Hertel, 2004; Kotlajich, Crabb et al., 2009）。目前研究最为清楚的可变剪接调控机制就包括了帮助或干扰 U1 snRNPs 或 U2 snRNPs 结合剪接位点来控制剪接位点的识别。

1.1.3　帮助剪接位点识别

　　SR 蛋白在帮助剪接位点识别上起着重要的作用。比如说，它们结合 ESE 并通过蛋白间相互作用来招募 U1 snRNPs 以结合 5'剪接位点、U2AF 复合物和 U2 snRNPs 结合 3'剪接位点（Zuo and Maniatis, 1996；Bourgeois, Popielarz et al., 1999；Graveley, Hertel et al., 2001；Feng, Chen et al., 2008）。它们之间的相互作用是由它们所含有的适当磷酸化或去磷酸化的 RS（Arg-Ser repeat-containing）结构域介导的（Pacheco, Coelho et al., 2006）。SR 蛋白也可以通过这种相互作用与其他含有 RS 结构域的正调控因子结合形成更大的剪接增强复合物来帮助剪接。比如说，transformer 2（TRA2），SR-related nuclear matrix proteins（SRm160）以及 SRm300 都是这样的正调控因子（Tacke and Manley 1999；Blencowe, Bauren et al., 2000；Longman, McGarvey et al., 2001）（图 1-3）。这种结合和招募同样也可以通过内含子结合蛋白来完成。例如，T 细胞限制性的胞内抗原 1（T cell-restricted intracellular antigen 1, TIA1）结合弱 5'剪接位点下游的 U 富集序列来招募 U1 snRNPs（Forch, Puig et al., 2002；Izquierdo, Majos et al., 2005）；SAM68 也是结合 CD44 前体 RNA 的外显子 V5 从而招募 U2AF 来识别 3'剪接位点（Tisserant and Konig, 2008）。

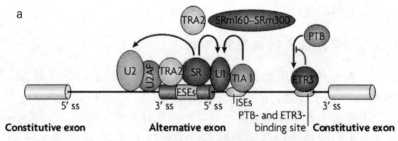

图 1-3　SR 蛋白参与的剪接位点识别

　　SR 蛋白结合 ESE 促进 U2AF 在上游 3'剪接位点的结合或 U1 snRNP 在下游的 5'剪接位点的识别。SR 蛋白会和其他的剪接共激活因子协同作用，比如说，TRA2 蛋白和 SRm160-SR-300。

Name*	Domains	Binding sequence	Target genes
Canonical SR proteins			
SRp20 (SFRS3)	RRM and RS	GCUCCUCUC	SRP20, CALCA and INSR
SC35 (SFRS2)	RRM and RS	UGCUGUU	ACHE and GRIA1-GRIA4
ASF/SF2 (SFRS1)	RRM, RRMH and RS	RGAAGAAC	HIPK3, CAMK2D, HIV RNAs and GRIA1-GRIA4
SRp40 (SFRS5)	RRM, RRMH and RS	AGGAGAAGGGA	HIPK3, PRKCB and FN1
SRp55 (SFRS6)	RRM, RRMH	GGCAGCACCUG	TNNT2 and CD44
SRp75 (SFRS4)	RRM, RRMH and RS	GAAGGA	FN1, E1A and CD45
9G8 (SFRS7)	RRM, zinc finger and RS	(GAC)n	TAU, GNRH and SFRS7
SRp30c (SFRS9)	RRM, RRMH and RS	CUGGAUU	BCL2L1, TAU and HNRNPA1
SRp38 (FUSIP1)	RRM and RS	AAAGACAAA	GRIA2 and TRD
Other SR proteins			
SRp54	RRM and RS	ND	TAU
SRp46 (SFRS2B)	RRM and RS	ND	NA
RNPS1	RRM and Ser-rich	ND	TRA2B
SRrp35	RRM and RS	ND	NA
SRrp86 (SPRP508 and SFRSI2)	RRM and RS	ND	NA
TRAZα	RRM and two Arg-rich	GAAARGARR	dsx
TRAZβ	RRM and two RS	(GAA)n	SMN1, CD44 and TAU
RBM5	RRM and RS	ND	CD95
CAPER (RBM39)	RRM and RS	ND	VEGF

图 1-4 已知的 SR 蛋白

SR 蛋白 SRp38 被鉴定为一个去磷酸化激活的剪接抑制因子
（Shin and Manley，2002；Shin，Feng et al.，2004），但是最近的研究
显示磷酸化的 SRp38 可以起到序列特异性的剪接增强因子的作用。
在体外，SRp38 通过招募 U1 和 U2 snRNPs 结合前体 RNA 并稳定
5'剪接位点和分支位点的识别来促进 A 复合物的形成从而来帮助
剪接。值得注意的是，SRp38 不像其他的 SR 蛋白，它不能补足
S100（含有 SR 蛋白以外剪接所需的所有蛋白因子）抽提物以帮助
剪接（Krainer，Conway et al.，1990）。尽管含有 SRp38 的 S100 抽提
物会形成类似 A 的复合物，但是它没有活性且需要特殊的辅助激
活因子帮助剪接过程的继续进行。在体内，SRp38 会帮助 GRIA2
（glutamate receptor，ionotropic，AMPA 2；也称为 GluRB）基因的 Flip
外显子剪接，但是在没有 SRp38 蛋白的情况下，相互排斥的 Flop
外显子是被剪接的。有趣的是，这两个外显子都含有 SRp38 的结
合位点，可能的解释是 SRp38 蛋白在细胞中的浓度和结合这两个
外显子的强弱决定了被剪接的是 Flip 外显子还是 Flop 外显子（图
1-5）。

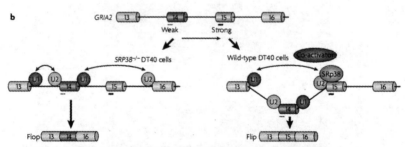

图 1-5　SRp38 参与的相互排斥外显子的可变剪接

SRp38 增强 GRIA2 基因的 Flip 外显子的剪接。两个外显子都含有 SRp38
结合位点（外显子 14（Flop）和外显子 15（Flip）下方标记的横线处），但是 Flip
外显子上的结合更强，所以说在 SRp38 存在的条件下 Flip 外显子更倾向于剪
接包含。

1.1.4　抑制剪接位点识别

通过很多方式都可以达到抑制剪接位点识别的目的。

第一，当剪接衰减子(splicing silencers)临近剪接位点或剪接增强子(splicing enhancers)时，通过空间位阻来抑制 snRNPs 或正调控因子的靠近，这时抑制剪接的情况就会发生。比如说，PTB (polypyrimidine-tract binding protein)通过结合多嘧啶区抑制 U2AF 的结合来调控外显子的剪接(Singh, Valcarcel et al., 1995；Sauliere, Sureau et al., 2006；Spellman and Smith, 2006)，hnRNP A1 结合位于 HIV Tat 前体 RNA 外显子 3 上游的 ISS 来抑制 U2 snRNPs 的结合(Tange, Damgaard et al., 2001)。还有，组织特异性的剪接因子(tissue-specific splicing factors)FOX1 和 FOX2 结合内含子序列避免 SF1 结合 *CALCA* (calcitonin-related polypeptide-α) 前体 RNA 的分支序列来抑制 E' 复合物的形成(Zhou and Lou, 2008)(图 1-6)。

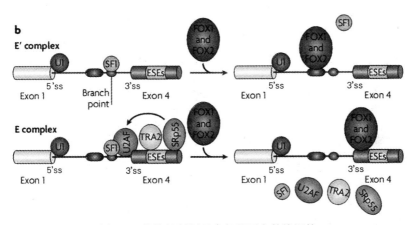

图 1-6 剪接抑制因子参与的可变剪接调控

FOX1 和 FOX2 通过抑制 SF1 与分支位点的结合以及 TRA2、SRp55 与 ESE 的结合来抑制 CALCA 外显子 4 的剪接。因此 FOX1 和 FOX2 分别在剪接体的 E' 和 E 复合物两个阶段来抑制剪接体的组装。

另一种方式就是剪接抑制因子通过空间位阻抑制剪接激活因子结合于增强子序列。Hu/ELAV 家族成员通过结合 neurofibromatosis type 1 前体 RNA 外显子 23a 的 5' 剪接位点下游的 AU 富集区域来抑制 U1 snRNPs 的结合(Zhu, Hinman et al., 2008)。FOX1 和 FOX2

Name	Other names	Domains*	Binding sequences	Target genes
hnRNP A1	NA	RRM, RGG and G	UAGGGA/U	SMN2 and RAS
hnRNP A2 hnRNP B1	NA	RRM, RGG and G	(UUAGGG)n	HIV tat and IKBK AP
hnRNP C1 hnRNP C2	AUF1	RRM	Urich	APP
hnRNP F	NA	RRM, RGG and GY	GGGA and Grich	PLP, SRC and BCL2L2
hnRNP G	NA	RRM and SRGY	AAGU	SMN2 and TMP1
hnRNP H hnRNP H'	DSEF1	RRM, RGG, GYR and GY	GGGA and Grich	PLP, HIV tat and BCL2L1
hnRNP1	PTB	RRM	UCUU and CUCUCU	PTB, nPTB, SRC, CD95, TNTT2, CALCA and GRIN3B
hnRNP L	NA	RRM	C and A rich	NOS and CD45
hnRNP LL	SRRF	RRM	C and A rich	CD45
hnRNP M	NA	RRM and GY	ND	FGFR2
hnRNP Q	NA	RRM and RGG	CC(A/C)	SMN2

图 1-7 hnRNP 家族成员，在剪接过程中主要其抑制作用

也可以通过结合 *CALCA* 前体 RNA 上 TRA2 和 SRp55 结合的 ESE 附近的外显子序列来抑制它们招募 U2AF。hnRNP A1 结合 SMN2 基因上的 TRA2 依赖的 ESE 上游的 ESS 来抑制 U2 snRNP 复合物的形成或稳定性(Kashima and Manley, 2003)。

有一些剪接衰减子能够离增强子 100~200bp 发挥作用,这用简单的结合和阻碍模型来解释显然是不行的。有一种解释是这些剪接衰减因子通过自身多聚化来覆盖剪接位点以达到抑制剪接的目的。另一种模型是结合于可变剪接的外显子两边的 RNA 结合蛋白间相互作用将外显子环化剪接除去(loop out),这种环的形成尽管没有阻碍剪接位点的识别,但是可能在空间上阻碍剪接体组装(Damgaard, Tange et al., 2002; Nasim, Hutchison et al., 2002; Sharma, Falick et al., 2005)。比如说,hnRNP A1 结合它自己的前体 RNA 外显子 7B 的上游和下游从而促进其不被剪接(Hutchison, LeBel et al., 2002)。hnRNP A1 同样被发现结合于 SMN2 外显子 7 和内含子 7 的 ESS 和 ISS,其 hnRNP A1 自身的相互作用也许是完全抑制 SMN2 外显子 7 剪接所必需的(Kashima, Rao et al., 2007; Kashima, Rao et al., 2007)。还有实验表明,PTB 结合在 SRCN1 外显子的两端,突变其中一个 PTB 结合位点则会影响 PTB 结合另外一个位点(Chou, Underwood et al., 2000)。

1.1.5 位置依赖性的剪接调控

RNA 顺式作用元件和与之结合的蛋白因子的活性在某些情况下依赖于它们与受调控的外显子的相对位置。有些 RNA 结合蛋白,像 NOVA1, NOVA2, FOX1, FOX2, hnRNP l, hnRNP l-like, hnRNP F 和 hnRNP H 既可以表现为抑制因子也可以表现为增强因子,这取决于它们结合的位置(Dredge, Stefani et al., 2005; Martinez-Contreras, Fisette et al., 2006; Hung, Heiner et al., 2008; Licatalosi, Mele et al., 2008; Wang and Burge, 2008)。比如说,NOVA1 结合 GABRG2 上的一个 ISE 来促进外显子 9 的剪接,但是如果结合它自身前体 RNA 外显子 4 上的 ESS 则会抑制其剪接。hnRNP L 的作用也类似于 NOVA1,它既能够促进也可抑制上游可变外显子剪接,这可能取决于它的结合位点离 5' 剪接位点的距离。hnRNP H 结合 5' 剪接位点下游的 G 富集序列（G runs）时促进 ATP 依赖性的剪接体组装，而结合外显子中的 G 富集序列时作用则正好相反（Caputi and Zahler，2001）。有一组科学家应用生物信息学手段分析 NOVA1 和 NOVA2 所结合的 RNA 序列和在其调控的外显子周围寻找它们所结合的 YCAY 序列群（clusters），画出了一张含有 NOVA1 和 NOVA2 的结合位点和所对应的剪接事件的 mRNA 图谱（mRNA map）。这张图谱让我们对 NOVA1 和 NOVA2 调控可变剪接的机制有了更加深入的了解。比如说，NOVA1 和 NOVA2 在 hnRNPs 结合之前结合于 ESS 改变了 E 复合物的成分而抑制 E 复合物的形成，从而抑制 U1 snRNP 的结合。相反，如果 NOVA1 和 NOVA2 结合可变剪接外显子下游的 ISE 则会促进剪接复合物 A，B 和 C 的形成。一项融合了 CLIP（cross-linking immunoprecipitation）和高通量测序的新技术，被称做 HITS-CLIP（CLIP-seq）（Sanford, Coutinho et al., 2008；Sanford, Wang et al., 2009），不仅证实了这张 mRNA 图谱的可靠性，也为我们鉴定了基因组范围的 NOVA1，NOVA2 和 FOX2 的靶标基因以及它们可能的调控机制。

为什么剪接调控序列的位置决定了结合它们的剪接因子的功能呢？有可能是剪接因子结合不同位置的增强子会改变这个位置周围 RNA 的结构，使得可变剪接外显子的剪接位点更容易被剪接体系所识别。反过来说，抑制元件会通过与剪接体系竞争结合或改变 RNA 结构而起到阻碍剪接位点识别的作用。我们的研究小组对 PTB 的位置效应机制的研究表明，PTB 结合在盒式外显子相邻的组成型剪接位点附近的内含子区时，可以促进可变外显子的剪接；可能是通过弱化组成型位点的竞争力而促进可变剪接位点的选择（Xue, Zhou et al., 2009）。

1.1.6　RNA 结构在可变剪接调控中的作用

前体 RNA 的二级结构也可以影响剪接位点的选择。最经典的例子就是果蝇（D. melanogaster）的 Dscam 前体 RNA 最为复杂的可变剪接。Dscam 基因的外显子 6 簇由 48 个相互排斥的外显子组成。

位于组成型剪接外显子 5 下游的内含子里拥有一个停泊位点（docking），该位点由一段保守序列组成。在互相排斥的可变外显子簇里的外显子 6 变体（exon 6 variant）上游的内含子区各含有一段保守的选择序列（selector sequence）。在一个 pre-mRNA 分子剪接时，停泊位点的保守序列只能与一个选择序列相互配对，只有与停泊位点形成配对的外显子 6 变体会被选择剪接进最后的 mRNA 中（Graveley，2005）。其他的外显子 6 变体的剪接位点则可能通过被果蝇的 hnRNP A1 的同源蛋白 hrp36 结合，而不被剪接体识别，从而当做内含子被剔除掉了（Olson，Blanchette et al.，2007）。

二级结构同样也可以通过屏蔽剪接位点或剪接因子结合位点来影响可变剪接（Grover，Houlden et al.，1999；Hiller，Zhang et al.，2007；Camats，Guil et al.，2008）。比如说，鸡的 β-tropomyosin 基因的可变剪接外显子 6B 上的一个茎环结构就能屏蔽掉该外显子，使其不被剪接（Libri，Balvay et al.，1992）。RAS 基因的 IDX 外显子能够和 ISS 形成二级结构从而阻碍 hnRNP H 与之结合。RNA 解旋酶展开这个二级结构就会暴露 hnRNP H 的结合位点。这也同样可以解释 IDX 外显子不被剪接的机制。调控原核生物基因表达的核酸开关（riboswitch）也可以调节可变剪接（Henkin，2008）。人们发现在粗糙链孢霉（*Neurospora crassa*）中，焦磷酸硫胺辅酶通过类似于核酸开关的结构来调控 NMT1（N-tetradecanoyltransferase 1）前体 RNA 的剪接（Cheah，Wachter et al.，2007）。但目前仍然需要回答的是这种有趣的机制是否会在高等生物中行之有效。在哺乳动物中，小核仁 RNA（small nucleolar RNAs，snoRNAs）也参与了可变剪接调控（Kishore and Stamm，2006）。例如，snoRNA HBII 52 通过结合位于外显子 Vb 的衰减子来促进其剪接。

1.1.7 蛋白因子调控可变剪接

最近的研究成果揭示了一种新的剪接抑制机制：hnRNP L 结合 ESS 从而抑制 U1 和 U2 snRNP 之间的配对。PTB 是另外一种剪接抑制因子，在某种情况下，它会阻止由外显子界定到内含子界定之间的转换。PTB 在 Hela 细胞中高表达，但是在 WERI-1 神经细胞中不表达。PTB 的脑同源蛋白 nPTB（PTB2 or brPTB）在 WERI-1 神经细胞中表达。SRC N1 是已知的被 PTB 调控的可变外显子。加州大学圣地亚哥分校的 Black 教授研究小组通过比较 SRC N1 外显子在 WERI-1 神经细胞核抽提物和 HeLa 细胞核抽提物中形成有活性和无活性的剪接体的差异，来研究 PTB 的抑制机制。他们发现 SRC N1 外显子底物在 WERI-1 神经细胞核抽提物和 HeLa 细胞核抽提物里形成的 EDE 和 EDA 复合物（exon definition E and A complexes）的性质和蛋白质组成是不一样的（Boutz, Stoilov et al., 2007；Coutinho-Mansfield, Xue et al., 2007；Makeyev, Zhang et al., 2007；Spellman, Llorian et al., 2007）。其中 WERI-1 EDE 在 ATP 加入后会转变成 A，B 和 C 复合物，但是在 HeLa 细胞核抽物中就只能停留在 A 复合物阶段，像进入了一个死胡同一样。有趣的是，有些蛋白仅仅存在于 WERI-1 神经细胞核抽提物中形成的有功能的 A 复合物中，比如说 PRP19 复合物（Ohi, Kooi et al., 2005；Bessonov, Anokhina et al., 2008）和 SRm160-SRm300 复合物（Eldridge, Li et al., 1999），它们可能对于 3' 和 5' 剪接位点的桥接和 SRC 外显子 N1 的剪接是非常重要的。如果有 PTB 存在，这些蛋白就会被排斥在剪接体之外。这一研究阐明了不同组织所表达的不同蛋白质是如何通过一个剪接抑制因子来阻止外显子界定向内含子界定转化这一剪接过程的。这一研究也是第一次揭示不同的外显子和内含子界定复合物的蛋白成分能够改变，为阐明组织特异性剪接提供了新的机制。

RBM5（RNA-binding protein 5）是一个公认的抑癌蛋白（Edamatsu, Kaziro et al., 2000；Mourtada-Maarabouni, Sutherland et al., 2002），它促进 CD95 的外显子 6 的剪接剔除（Bonnal, Martinez et al., 2008）。RBM5 和外显子 6 相互作用，但是不影响 U1 和 U2 snRNP 对旁边剪接位点的结合。它通过抑制外显子 6 周围的内含子上 U4/U6-U5 tri-snRNP 复合物的结合，从而抑制剪接体的成熟。同时，RBM5 也促进 U1 和 U2 snRNP 对远端的剪接位点的结合，这样进一步促进外显子 6 的剪接剔除。

上面所讲的抑制内含子界定可以调控可变剪接，那么激活内含子剪接界定有可能促进剪接。有体外实验表明，含有延长了的内含子的 RNA 底物由于在靠近内含子边缘处有 hnRNP 的结合位点，使其能够帮助剪接。其原因可能是 hnRNP 蛋白跨内含子间的相互作用将内含子的末端拉到了一起，帮助剪接。这也显示出 hnRNP 可能的正调控作用。

目前能够通过调节 5' 剪接位点的竞争来影响 U1 和 U2 snRNP 之间的配对的顺式作用元件（Cis-acting element）也被鉴定出来。有一项研究在体外（in vitro）筛选出能够改变 5' 强剪接位点选择，去选择远端的弱剪接位点，而不是近端的强剪接位点的剪接衰减子（ESS 和 ISS）。筛选出来的衰减子不会影响 U1 snRNP 是否结合 5' 剪接位点，而是会改变近端 U1 snRNP-5' 剪接位点复合物的构象，使之失去与远端 U1 snRNP-5' 剪接位点复合物竞争 U2 snRNP-3' 剪接位点复合物的优势。这项研究提出了一种新的机制：有些衰减子不是通过屏蔽剪接位点，而是通过改变 snRNP-pre-mRNA 复合物的构象来巧妙影响剪接位点的选择。而且这些衰减子也不影响剪接反应中的限速步骤，而是影响 U1 和 U2 snRNP 之间相互作用的效率，然后影响剪接位点的选择（Yu, Maroney et al., 2008）。

1.1.8 转录偶联的可变剪接调控

目前，有两种模型被用来解释 RNA 聚合酶 Ⅱ（RNAP Ⅱ）如何调控可变剪接（Kornblihtt, 2006）。第一种模型被称为招募模型（recruitment model），它所阐明的是 RNA 聚合酶 Ⅱ 和转录因子直接或间接地与剪接因子（Splicing factor）相互作用，从而增强或减弱剪接效率（Auboeuft, Dowhan et al., 2004；Das, Yu et al., 2007）。有研究发现启动子的结构能够通过促进不同程度的 ASF/SF2 的招募来影响 FN1（fibronectin 1）的剪接模式（Cramer, Caceres et al., 1999）。可以想象的是这暗示不同的转录因子影响不同的剪接因子被招募到前体 RNA 上的能力可以决定外显子是去是留。比如说，PGC1（peroxisome proliferator-activated receptor-γ coactivator 1）是一个转录活化因子，它被特异性的转录因子招募到靶标基因，通过自身的 RS 结构域与其他的剪接因子相互作用来调节剪接（Monsalve, Wu et al., 2000)。

第二种模型称作动力学模型。它提出了转录延伸的速率通过影响剪接体系是否被高效、快速地招募用于剪接体组装和剪接发生来影响可变外显子的剪接。为了支持这一模型，科学家通过一个点突变将野生型的 RNA 聚合酶 II 改造成一种慢速率的 RNA 聚合酶 II，并发现它在很大程度上促进含有弱剪接位点的可变外显子的剪接（de la Mata, Alonso et al., 2003）。具体地说，在快速转录的条件下，FN1 EDI 外显子被剪接剔除；慢速转录则会增强外显子的剪接。与之相符的是，最近的研究发现紫外线辐射所导致的 RNA 聚合酶 II 转录延伸速率的变化会使得响应 DNA 损伤的可变剪接事件发生变化（Munoz, Santangelo et al., 2009）。

1.1.9　可变剪接和组织特异性

可变剪接对于鉴定组织特异性是一个非常重要的参数。近期的高通量的数据表明，在已经检测过的人类组织中，有 50% 或更多的可变剪接的同源异构物（isoform）在组织中不同程度地表达，这也显示了大多数可变剪接是受可变剪接调控的。

组织特异性的可变剪接事件可以部分地解释为剪接因子组织特异性表达和它们对其靶标基因的调控。根据这条线索，大量的组织特异性的可变剪接调控因子被鉴定出来。在人类所有的组织中，大脑在功能上是最为复杂的一个组织，它有着最高的组织特异性可变剪接同源异构物的发生率（David and Manley, 2008; Ohno, Hagiwara et al., 2008）。与之相对应的是，几个脑特异性的剪接因子相继被发现，它们是 nPTB（Li, Lee et al., 2007）, NOVA 1, NOVA2（Ule, Ule et al., 2005）和 Hu/Elav 蛋白（Perrone-Bizzozero and Bolognani 2002; Ule, Ule et al., 2005; Zhu, Hasman et al., 2006; Soller, Li et al., 2008）。而且，在增殖和有丝分裂过程的老鼠脑细胞中观察到，在所检测的 300 多个 RNA 结合蛋白（RNA-binding protein）中，大多数都是区域性和细胞类型特异性表达的（McKee, Minet et al., 2005）。PTB 在神经前体细胞（neural progenitor cell, NPC）中表达，但是在分化后的神经细胞中它的表达量则很低，但 nPTB 的表达却

Name	Other names	Binding domain	Binding motif	Tissue expression	Target genes
nPTB	brPTB and PTBP2	RRM	CUCUCU	Neurons, myoblasts and testes	BIN1, GLYRA2, ATP2B1, MEF2, NASP, SPAG9 and SRC
NOVA1	NA	KH	YCAY	Neurons of the hindbrain and spinalcord	GABRG2, GLYRA2 and NOVA1
NOVA2	NA	KH	YCAY	Neurons of the cortex, hippocampus and dorsalspinal cord	KCNJ, APLP2, GPHN, JNK2, NEO, GRIN1 and PLCB4
FOX1	A2BP1	RRM	(U)GCAUG	Muscle, heart and neurons	ACTN, EWSR1, FGFR2, FN1 and SRC
FOX2	RBM9	RRM	(U)GCAUG	Muscle, heart and neurons	EWS, FGFR2, FN1 and SRC
RBM35a	ESRP1	RRM	GU rich	Epithelial cells	FGFR2, CD44, CTNND1 and ENAH
RBM35b	ESRP2	RRM	GU rich	Epithelial cells	FGFR2, CD44, CTNND1 and ENAH
TIA1	mTIA1	RRM	Urich	Brain, spleen and testes	MYPT1, CD95, CALCA, FGFR2, TIAR, NF1 and COL2A1
TIAR	TIAL 1 and mTIAR	RRM	Urich	Brain, spleen, lung, liver and testes	TIAL, CALCA, TIAR, NF1 and CD95
SLM2	KHDRBS3 and TSTAR	KH	UAAA	Brain, tests and heart	CD44 and VEGFA
Quaking	QK and QKL	KH	ACUAAY[...]UAAY	Brain	MAG and PLP
HUB	HUC, HUD and ELAV2	RRM	AU rich	Neurons	CALCA, CD95 and NF1
MBNL	NA	CCCH zinc finger domain	YGCU(U/G)Y	Muscles, uterus and ovaries	TNNT2, INSR, CLCN1 and TNNT3
CELF1	BRUNOL2	RRM	U and Grich	Brain	TNNT2 and INSR
ETR3	CELF2 and BRUNOL3	RRM	U and Grich	Heart, skeletal muscle and brain	TNNT2, TAU and COX2
CELF4	BRUNOL4	RRM	U and Grich	Muscle	MTMR1 and TNNT2
CELF5	BRUNOL5 and NAPOR	RRM	U and Grich	Heart, skeletal muscle and brain	ACTN, TNNT2 and GRIN1
CELF6	BRUNOL6	RRM	U and Grich	Kidney, brain and testes	TNNT2

图 1-8 组织特异性的剪接调控因子

17

很高。近期的实验结果为之提供了证据，PTB 到-nPTB 的转换是由转录后调控机制来完成的，它对于程序性的神经细胞分化（programming neuronal differentiation）至关重要。芯片结果显示，在 N2A 神经母细胞瘤（neuroblastoma）细胞中，siRNA 所介导的 PTB 敲低会引起 nPTB 的上调和可变剪接形式的改变。在 P19 细胞［来源于胚胎癌（embryonal carcinoma）］分化成神经细胞时，大多数上述可变剪接形式改变事件都可以检测到。在神经细胞中，nPTB 的表达和 PTB 的下调可以解释约 25% 的神经系统特异性的可变剪接（Boutz, Stoilov et al., 2007）。但是，nPTB 的结合让神经系统特异性的可变剪接外显子在神经细胞中被成功选择剪接的分子机制仍不太清楚。这可能反映了神经细胞和非神经细胞的区别在于 nPTB 和 PTB 与其他剪接因子相互作用的能力不同和/或其他剪接因子（比如说，在没有 NOVA 蛋白的情况下）的有无。

另一个脑特异性的剪接因子 Nova 可能参与不同种类的神经细胞基因表达编程（programming）的精确调节。NOVA1 和 NOVA2 在出生以后的小鼠脑部表达是不一样的，NOVA2 在新（大脑）皮层（neocortex）和海马体（hippocampus）是高表达的，而 NOVA1 主要在后脑（hindbrain）和脊髓（spinal cord）表达（Yang, Yin et al., 1998）。NOVA1 敲除的小鼠会由于运动神经元缺损在出生后不久就会死亡，这种运动神经元缺损与脊髓和脑干神经细胞凋亡有关。而且，在小鼠中条件性地敲除 NOVA2 的研究结果显示 NOVA2 在新（大脑）皮层中调控 7% 的脑神经特异性的剪接，同时 NOVA2 所依赖的可变剪接事件也调节着神经突触相关功能基因的表达。这些发现显示出 Nova 蛋白调控可变剪接事件产生了脑功能特异性的转录本。类似于 PTB 和 nPTB 的角色可以用来帮助辨别非神经细胞和神经细胞，NOVA1 和 NOVA2 的表达同样也有助于区分不同脑区域的不同功能。但是，由于分析的外显子数量有限，PTB 或 nPTB 与 Nova 靶标的重合也有限，我们需要去做更多深入的研究来完善对这些剪接因子组织特异性的可变剪接调控的理解。

目前，发现组织特异性的可变剪接因子对控制上皮细胞特异性外显子的剪接至关重要。一项研究鉴定了 2 个调控上皮细胞特异性的外显子剪接的同源蛋白 RBM35a 和 RBM35b（Warzecha，Sato et al.，2009）。在上皮细胞到间叶细胞转变过程中，RBM35a 下调同时也失去了上皮细胞特异性的剪接；在间叶细胞中过表达（ectopic expression）RBM35a 则可以恢复上皮细胞特异性的剪接。这些数据说明 RBM35a 和 RBM35b 有助于明确区别上皮细胞的特性。

1.1.10　组成型剪接调控因子调控可变剪接

SR 蛋白最初是通过生化方法发现的，被认为是一种常见的，非特异性的剪接促进因子。但是目前很多研究表明单独的 SR 蛋白在不同的细胞和组织中也可以作为特异性的可变剪接调控因子。在心脏中特异性地阻断 ASF/SF2 和 SC35 基因的研究表明它们对于组织的发育是至关重要的，但也是有区别的（Ding，Xu et al.，2004；Xu，Yang et al.，2005）。而且，最近发现完全敲除 SRp38 的小鼠能够活过早期胚胎期，有趣的是，小鼠只表现出心脏缺陷；同时，它们的可变剪接也发生了变化（Feng，Valley et al.，2009）。

核心剪接体蛋白（core spliceosomal protein）同样也参与可变剪接调控。比较小鼠、黑猩猩和人类组织的表达谱基因芯片数据，我们发现 snRNP 在某些特殊的组织中的表达是不同的（Grosso，Gomes et al.，2008）。在果蝇中做 RNAi 筛选的结果也同样表明核心剪接体蛋白水平的改变会改变可变剪接（Park，Parisky et al.，2004）。核心剪接体蛋白包含了 U1，U2，U4/U6 snRNPs 和 U2AF 异二聚体（heterdimer）。在人类细胞中 RNAi 敲除 U2AF 的 isoform- U2AF35a 和/或 U2AF35b 及剪接因子 SF3B 的一个亚基 SAP155 的实验也为此提供了证据（Massiello，Roesser et al.，2006；Pacheco，Coelho et al.，2006）。敲除核心剪接体蛋白只会影响一部分转录本的可变剪接。比如说 U2AF35 调控细胞周期磷酸酶的案例和 SAP155 调控 BCLX 前体 RNAi5' 剪接位点的选择。还有芽殖酵母（Budding yeast）在不同的外界压力下，显示出不同的剪接形式，这一结果同样也表明核心剪接体蛋白参与可变剪接调控（Pleiss，Whitworth et al.，2007）。

作为 SMN 复合物的一部分，SMN 蛋白目前被发现在老鼠组织中调控可变剪接。SMN 复合物对于 snRNP 的高效组装是非常重要的，在 HeLa 细胞中敲除 SMN 会导致 snRNP 水平的降低。SMN 缺陷型的老鼠显示出 snRNA 组织特异性的改变，而且不同组织中 snRNP 的变化也不一样，这样可能导致形成组织特异性的剂量变化的 snRNP 群体。同时，SMN 缺陷型的老鼠不同组织的总 RNA 样品的芯片分析结果也显示在不同组织之间一些可变剪接事件发生了变化。SMN 缺陷导致可变剪接变化的机制目前还不清楚，很可能是 snRNP 水平的变化直接影响了前体 RNA 的可变剪接。弄清楚 SMN 缺陷是否通过和怎样通过这些可变剪接的变化来引起脊髓性肌萎缩症(spinal muscular atrophy，SMA)是有重要意义的(Monani，2005；Gabanella，Butchbach et al.，2007)。

1.1.11 可变剪接与人类疾病

可变剪接调控在发育和许多疾病中都起着重要的作用。但在哺乳动物水平实施大规模正向遗传学研究的难度，使我们对于可变剪接在哺乳动物疾病和发育中扮演的角色还了解比较少。在很少的报道中，都运用了反向遗传学方法来鉴定特异性的 isoform 或剪接调控因子。比如说，抑制 WT1 isoform 的表达会导致肾脏功能失常；抑制 FGFR2 isoform 的表达会导致翅膀发育异常；敲除一个 SR 蛋白成员会导致早期胚胎致死；最近，又发现胚胎发育后组织特异性敲除 SC35 和 ASF/SF2 都不会造成心脏发育异常，但会形成心肌肥大疾病。有趣的是 ASF/SF2 在出生后剪接重编程 (splicing reprogramming)途径中是一个重要的调控因子，它对心脏从少年时期到成年时期的转变过程中的重新建模(remodeling)至关重要。这些研究都显示了剪接调控在动物发育过程中的重要性，而这些例子离我们全面理解可变剪接在哺乳动物系统中的生物学功能还很远，仅仅只是开始。

1.1.12 展望

以上所述的这些研究成果揭示了可变剪接调控是非常复杂的。不同的剪接因子，无论是一般的还是特异性的，通过很多机制响应顺式作用元件在剪接体组装的不同过程调控可变剪接。尽管可变剪接外显子比组成型剪接的外显子短，而且两端有更长的内含子，但是可变剪接外显子在序列上比组成型剪接的外显子更保守，特别是在外显子-内含子交界处，这些保守的区域一般会延伸到两端的内含子的 80~100 核苷酸处（Kim，Goren et al.，2008），这一位置也正是顺式作用元件的所在地。正确的可变剪接也依赖于正、负调控因子的量比关系和相互作用关系。每一种细胞类型都含有自己独特的 SR 蛋白和 hnRNP 蛋白，它们之间的量比关系发生适度变化就会对可变剪接形式产生巨大的影响。这有可能是 snRNP 量的变化阻碍了剪接因子-相互作用蛋白-核心剪接体蛋白之间复杂的网络联系的结果。因此，可变剪接调控网络有着如此精细的结构，任何一个步骤的微小变化都会导致可变剪接的失调。

　　不同的机制被用来确保组织和细胞类型特异性的剪接调控。越来越多的实验证据表明可变剪接在鉴别组织特异性上起非常重要的作用。曾经鉴定序列特异性的转录因子的活性被认为是鉴别组织特异性最科学的方式（Hallikas，Palin et al.，2006）。更为重要的是，在人类中已经鉴定出了 2500 多种转录因子（Babu，Luscombe et al.，2004），但是报道的序列特异性的剪接因子则少于 50 个。考虑到现在看起来可变剪接调控是一种和转录调控一样普遍和重要的机制，那又如何来解释呢？有一种可能是更多的剪接调控因子还没有被发现。但是，在老鼠中，RNA 结合蛋白的总数估计少于 400 个，而且一部分 RNA 结合蛋白根本就不会参与剪接。另一种可能是剪接调控和转录调控有着本质不同。比如说，单独一个剪接因子会比特殊的转录因子调控的基因群体更大。这和 PTB，Nova 蛋白调控大量的神经特异性转录本的结果是一致的。还有一个种可能就是相当多的调控是由许多序列特异性的调控因子相互配合来完成的，使得在不同组织中能够调控不同的 RNA 转录本，这种调控是依赖于它们之间相对浓度的。

　　未来对于可变剪接调控的研究目标是弄清调控因子在细胞分化和响应外界环境刺激时如何转化成关键的剪接事件和可变剪接的失调如何引起疾病。完整地展示组织特异性的表达形式对于界定不同细胞中的可变剪接调控机制是至关重要的。鉴定调控基序(motif)和 CLIP-seq 是达到这一目标的两种互补的方法。但是，直到现在只有有限的可变剪接调控因子和组织是通过这两种方法来研究的。除了 Nova 蛋白和 FOX2，CLIP-seq 也提供了 ASF/SF2 可能的靶标的全景图，并有着富含嘌呤(purine-rich)的保守基序，这基本和体外 SELEX(systematic evolution of ligands by exponential enrichment)方法筛选出来的保守序列是一致的(Tacke and Manley，1995)。我们研究小组同样应用 CLIP-seq 对 PTB 的位置效应机制研究表明，PTB 结合在盒式外显子相邻的组成型剪接位点附近的内含子区时，可以促进可变外显子的剪接；可能是通过弱化组成型位点的竞争力而促进可变剪接位点的选择。一个包含了关于调控可变剪接的蛋白因子表达谱、可能的 mRNA 靶标和靶标上结合基序的位置等全面信息的数据库会帮助我们寻找那些调控特殊剪接事件的调控蛋白，比如说像疾病相关的剪接事件，可能会为我们对其潜在的机制提供新的认识。

　　由于剪接体的组装是一个动态的过程，多个步骤都有被调控的潜力，所以全面的蛋白质组分析将对完整阐明可变剪接调控的分子机理非常重要。比如说，RNA 结合蛋白怎样与其他因子和核心剪接因子相互作用的？剪接因子在何时何地调控剪接体？翻译后修饰怎样影响这些事件？为了对根本的可变剪接调控机制和它在界定组织特异性方面的作用做全面理解，我们将需要更为多样的技术和方法。

1.2　SMA 和 SMN 的介绍

1.2.1　SMA 疾病的介绍

　　脊髓性肌萎缩症(spinal muscular atrophy，SMA)是一种常染色体隐形神经肌肉障碍疾病。它在人类中的发生率高达 1 : 6000，是导致婴儿死亡的主要遗传疾病之一(Monani，2005)。脊髓性肌萎缩症根据其严重程度一般分为三种，其中 Ⅰ 型最为严重，Ⅲ 型症状最轻(Pearn 1980)(表 1-1)。早在 1995 年，法国的 Judith Melki 实验室就发现了 SMA 疾病决定基因-SMN (survival motor neuron) (Lewin, 1995)。这种疾病的主要特征是脊髓前柱(anterior horn of the spinal cord)不能产生 α-运动神经元，从而导致骨骼肌变性与萎缩。脊髓性肌萎缩症的遗传致病基因是 SMN1 基因(图 1-9)。SMN1 基因位于五号染色体端粒方向，可编码 SMN(survival motor neuron) 蛋白而 SMN 蛋白是调控 snRNP 发生的非常重要的蛋白。SMN 蛋白会和 Gemin 蛋白形成 SMN 复合物，会像蛋白伴侣(chaperone)一样帮助 U snRNP 和其他 RNP 组装(图 1-10、图 1-11)。SMN 蛋白还可能在神经细胞中帮助某些剪接相关蛋白的精氨酸甲基化(arginine methylation)和神经突触 mRNA 的转运。54 个核苷酸长度的可变剪接外显子 7 可编码 16 个氨基酸，而这 16 个氨基酸对于 SMN 蛋白的稳定性和正确的胞质分布是至关重要的，还可能形成一个基序来行使维持运动神经元椎体(cone)的生长的特殊功能。

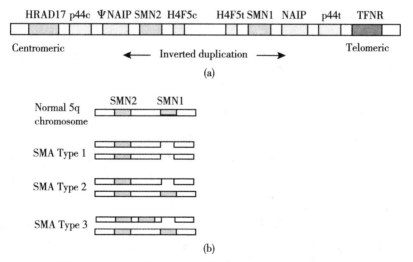

图 1-9　SMN 基因在基因组上的分布和 SMA 的遗传学表现

（a)SMN1 和 SMN2 分别在 5 号染色体的端粒端和中心粒端。(b)Ⅰ、Ⅱ和Ⅲ SMA 的遗传学表现为 SMN1 基因缺失的程度不同。

表 1-1 　　　　　　Ⅰ、Ⅱ和Ⅲ SMA 的临床表现

Designation	Symptom Onset	Course	Death
type Ⅰ（severe）	0~6 mos.	never sits	<2 yrs.
type Ⅱ（intermediate）	7~18 mos	never stands	>2 yrs.
type Ⅲ（mild）	>18 mos.	stands alone	adult

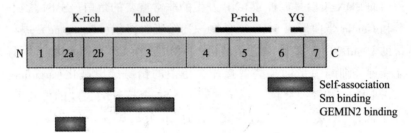

图 1-10　SMN 蛋白的功能结构域

外显子 2 编码的结构域对于结合 GEMIN2 和多聚化是非常重要的。外显子 2a 和 2b 都是非常保守的。K 结构域是赖氨酸富集区，外显子 3 编码的 Tudor 结构域结合 Sm 蛋白，和其他 Tudor 结构域是同源的。外显子 5 和部分外显子 6 编码了一个脯氨酸富集结构域，可能影响与肌动蛋白抑制蛋白的结合。外显子 6 编码的碳端结构域含有一个保守的 YG 盒结构域，它对于其自身多聚化是非常重要的。

　　尽管缺乏 SMN 蛋白会导致在许多细胞中剪接调控大范围出错，但是就功能和细胞存亡来说，运动神经元是受影响最大的一个（Zhang, Lotti et al., 2008）。值得注意的是，所有的脊髓性肌萎缩症的病人基因组中都保留了至少一个拷贝的位于中心粒方向 SMN 基因，SMN2。SMN2 编码和 SMN1 基因一模一样的蛋白，但是 SMN2 的表达水平很低，不足以恢复 SMN 的活性。SMN2 蛋白是非常不稳定的，原因主要源于一个碱基的替换——在外显子 7 的+6 位的 C 到 T 的替换（Lorson, Hahnen et al., 1999），这一替换将会造成大多数的 SMN2 转录本剪接时跳过外显子 7，翻译后产生截短的 SMN 蛋白（Cartegni, Chew et al., 2002；Pellizzoni, 2007；Wang and Cooper, 2007）（图 1-12）。

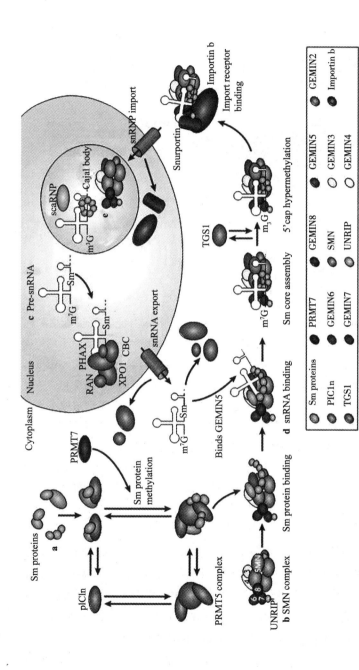

图1-11 SMN蛋白在snRNP组装中的功能

snRNP的主要功能是在核内识别和去除前体mRNA的内含子。每一个snRN颗粒都是由一段大约150 nt长度的snRNA，几个Sm蛋白和一些不同snRNP特异性的蛋白组成。SMN蛋白在胞质中在snRNA上组装Sm蛋白产生有活性的snRNP颗粒。

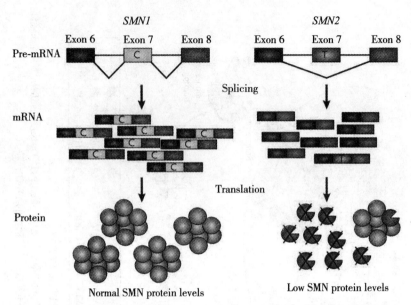

图 1-12　SMN1 和 SMN2 有 99.9%的序列同源性，但是产生完全不同的蛋白水平

　　SMN1 和 SMN2 基因有着相同的结构和 99.9%的序列同源性。主要的不同在于外显子 7 上的一个碱基的改变（C 或 T）。这个剪接的改变影响了 SMN2 基因的剪接，使得大部分的 SMN 转录本缺少外显子 7，而 SMN1 则会包含外显子 7 并形成全长的 SMN 基因。但是由于 SMN2 基因能够产生少量的全长的 SMN 蛋白，它被视作被削弱了功能而不是完全失去了功能。失去了外显子 7 编码的氨基酸会使截短的 SMN 蛋白失去自身多聚化能力和稳定性，然而 SMN 蛋白单体很快会被蛋白酶体降解。这样说来，缺失 SMN1 基因会引起所有组织的 SMN 蛋白水平降低。经凝胶过滤后 SMN 蛋白寡聚物在体外以八聚体形式存在。

　　而这种截短的 SMN 蛋白非常不稳定，它不足以保证脊髓 α-运动神经元的功能和存活，因此产生了脊髓性肌萎缩症。Gideon Dreyfuss 实验室最近发现了这种截短的 SMN 蛋白不稳定的奥秘。他们发现 SMN2 外显子 7 的缺失会使 SMNΔ7 蛋白的碳端 15 个氨基酸处引入了一个蛋白降解信号（degron）-SMND7-DEG（EMLA），这会导致截短的 SMN 蛋白很快被蛋白酶体降解。这一降解机制的发现也为治疗 SMA 疾病带来了新的基于干扰 SMNΔ7-DEG 活性的治疗方法。所以，恢复全长的 SMN2 蛋白的水平被考虑作为一种有价值的治疗 SMA 的手段，同时，SMN2 转录本外显子 7 剪接调控也作为一种临床上非常重要的模型，用来研究剪接调控对人类疾病的影响。

1.2.2　SMA 疾病相关的 SMN2 外显子 7 可变剪接的机制

1.2.2.1　二级结构调控 SMN2 外显子 7 可变剪接

在 SMN1 和 SMN2 基因上的外显子 7 都有一个弱的 5' 剪接位点，这是由于在外显子 7-内含子 7 交接处存在一个茎环结构，该结构干扰了 U1 snRNA 与 5' 剪接位点之间的配对（Singh，Singh et al.，2007）（图 1-13）。这两个基因的外显子 7 的剪接方式是截然不同的，许多顺式作用元件（cis-element）和反式作用因子（trans-factor）的参与显示出不同剪接信号间的相互作用的复杂性。这两个基因中，位于外显子 7 的中间区域的一个 TRA2 β 的结合基序对于促进

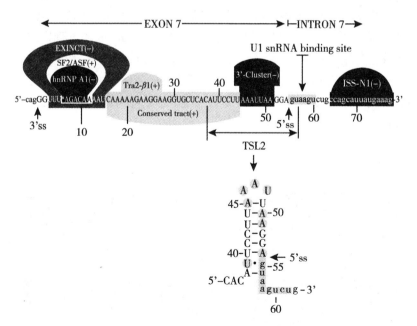

图 1-13　SMN2 外显子 7 和内含子 7 交界处的二级结构影响 SMN2 外显子 7 剪接

外显子的剪接是至关重要的。SRp30c,hnRNP G 和 TDP-43 都通过和 TRA2 β 相互作用来增强外显子 7 的剪接,睾丸组织中高表达的 hnRNP Q 也结合外显子 7 增强其剪接(Hofmann and Wirth,2002;Young,DiDonato et al.,2002;Bose,Wang et al.,2008;Chen,Chang et al.,2008)。

1.2.2.2 顺式作用元件和反式作用因子调控 SMN2 外显子 7 可变剪接

目前有两种不同的机制解释 SMN2 外显子 7 中 C 到 T 的置换导致外显子 7 剪接时被跳过。第一种模型提出这一碱基的置换打断了一个 ESE,从而影响了剪接因子 ASF/SF2 的结合,最终干扰了外显子的识别(Cartegni,Hastings et al.,2006)(图 1-14)。另一种模型则认为这一单碱基的变换恰好形成了一个剪接抑制因子 hnRNP A1 结合的 ESS,这样使 SMN2 前体 RNA 外显子 7 剪接时更易被剔除(Kashima and Manley,2003)(图 1-15)。最新的研究结果表明 SMN2 外显子 7 中 C 到 T 的置换形成了 RNA 结合蛋白 Sam68 的结合位点 UUUUA,Sam68 的过表达能够特异性地抑制 SMN2 外显子 7 的剪接,而不抑制 SMN1 的外显子 7 的剪接。Sam68 的发现则解决了这一争端。Krainer 实验室还惊奇地发现敲除核心剪接体蛋白成员 U2AF65 或 PUF60(U2AF65 的同源蛋白)会促进 SMN2 外显子 7 的剪接。这也暗示核心剪接体蛋白也可以起到剪接抑制因子的作用。

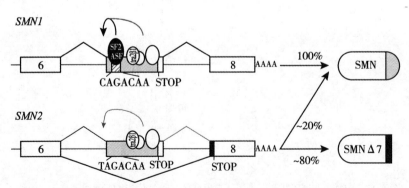

图 1-14　SMN1/2 外显子 7 可变剪接调控的 ESE 丢失模型

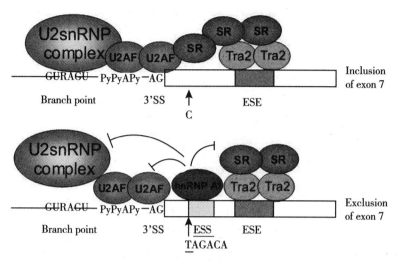

图 1-15　SMN1/2 外显子 7 可变剪接调控的 ESS 获得模型

　　另一方面，研究者发现几个 ESS 和 ISS 同样也起着抑制外显子 7 剪接的作用。在 SMN2 中，除了 C 到 T 的变化形成一个 hnRNP A1 和 Sam68 特异性结合的 ESS 以外，Krainer 实验室应用反义核苷酸打靶（antisense oligonucleotides targeting）的方法发现在外显子 7 的+34 到＋51 同样存在一个 ESS（Hua，Vickers et al.，2007）。Kazunori Imaizumi 实验室通过截断和突变实验证实了靠近内含子 6 的 3' 剪接位点的 45 个核苷酸的区域具有 ISS 的活性，而内含子 7 上靠近 5' 剪接位点的 66 个核苷酸的区域则具有 ISE 的活性（Miyajima，Miyaso et al.，2002；Miyaso，Okumura et al.，2003）。随后，Christian L. Lorson 实验室发现剪接抑制因子 PTB 和 FUSEBP 结合这个 ISS 序列。Ravindra N. Singh 实验室后来则通过系统的删除突变又发现靠近内含子 7 5' 剪接位点的 15 个核苷酸序列是一个 ISS（Singh，Singh et al.，2006）。Krainer 实验室则在 2008 年证实结合这一 ISS 的蛋白就是剪接抑制因子 hnRNP A1，同时，应用更为全面的反义核苷酸打靶实验在内含子 6 靠近 3' 剪接位点处发现了一个新的 ISS（Hua，Vickers et al.，2008）。James L. Manley 实验室通过详细比对 SMN1 和 SMN2 的序列发现和证明了在 SMN2 转录本上还有一个 SMN2 特异性的 ISS，该 ISS 同样也结合 hnRNP A1（Kashima，Rao et al.，2007）。

　　由于这种疾病的严重程度和 SMN2 蛋白的水平是反相关的，加上恢复外显子 7 的剪接又是提高 SMN2 蛋白的稳定性所必需的，所以调节 SMN2 外显子 7 的剪接是一种很有吸引力的治疗脊髓性肌萎缩症的策略。

1.2.3　SMA 的治疗方面的进展

1.2.3.1　反义核酸介导的治疗

　　反义核酸（antisense oligonucleotide）技术最初被应用于下调基因表达，其原理是通过降解靶标 mRNA 和阻断其翻译。反义核酸的化学修饰技术的发展使得这项技术成为一项控制前体 RNA 剪接的有力工具。寡聚核酸上碱基、糖或是磷酸二酯结构的修饰使之成为高稳定性的分子，使其不仅仅对 RNA 靶标保持高亲和性，对抗各种核酸酶的能力也大大增强，其中包括对 RNase H（切割 RNA/DNA 的杂交链）降解的抗性。Kole 实验室率先将反义核酸技术靶定前体 RNA 来矫正异常的剪接事件。他们发现无论在体内还是体外，反义核酸都能够通过屏蔽掉一个有内含子点突变产生的隐秘剪接位点来恢复这一有缺陷的 β-globin 基因正常表达，而这一突变会导致 β-地中海贫血病（Vacek，Sazani et al.，2003；Scaffidi and Misteli，2005；Wilton and Fletcher，2005）。目前，反义核酸技术在前体 RNA 剪接上的应用已经扩展到治疗肿瘤和其他疾病上。反义核酸能够用于促进无用外显子的剪接剔除，也可以恢复翻译阅读框和缓解像抗肌萎缩蛋白（dystrophin）基因的各种删除，无意和阅读框错位突变所带来的不良后果。尽管现在都是依靠靶定其 5' 或 3' 剪接位点或是凭经验选择出的位于外显子上的序列直截了当地去屏蔽特殊的外显子，但是这也为反义核酸选择特殊的靶位点去促进外显子剪接留下了更多的挑战。

　　有研究发现有几条反义核酸可以促进 SMN2 外显子 7 剪接。一种方法基于外显子 7 和外显子 8 的 3' 剪接位点之间相互竞争与外显子 6 的 5' 剪接位点配对，所以减弱外显子 8 的 3' 剪接位点的剪接活性就能够促进外显子 7 的剪接这一机制。HeLa 细胞转染了修饰过的与内含子 7/外显子 8 交界区域互补的 U7 snRNA 后，的确可以观察到 SMN2 外显子 7 剪接和全长 SMN 蛋白的上升。另一种方法叫做 TOES（targeted oligonucleotide enhancer of splicing），它依赖于含有一段与外显子 7 互补的序列和一段 SR 蛋白结合的 ESE 基序这种双重功能的反义核酸（Meyer, Marquis et al., 2009）。在脊髓性肌萎缩症病人的成纤维细胞中，这种双重功能的反义核酸促进 SMN2 外显子 7 的剪接，同时会使 gem 的数量得到很大的恢复，而 gem 的数量上升正是 SMN 蛋白上升的重要标志（Skordis, Dunckley et al., 2003）。而且，该方法已经发展到腺病毒载体介导在体内表达这种双重功能的反义核酸（Baughan, Shababi et al., 2006）。

强剪接衰减子（ISS）可以作为理想的反义核酸靶标，但它们经常在大的内含子中往往被忽视。在 COS-7 细胞中瞬时转染靶定 SMN2 minigene 内含子 6 上鉴定的一个 ISS 的反义核酸会增强外显子 7 的剪接。最近报道发现一个新的内含子 7 ISS 位于外显子 7 的 5' 剪接位点下游 10~25nt 处；反义核酸靶定该位点可以高效地恢复 SMN2 外显子 7 的剪接和提升脊髓性肌萎缩症病人细胞的 SMN 蛋白水平。Krainer 实验室从大量靶定 SMN2 外显子 7 不同的位置的 2' 甲氧基修饰的反义核酸中鉴定出了一些促进剪接能力很强的靶位点（Hua, Vickers et al., 2007）。这些有效的反义核酸不仅可以在无细胞剪接体系中起作用，在转染的细胞中也起作用。这些反义核酸能够促进外显子 7 的剪接，同时也提升全长的 SMN 蛋白的水平，这也说明它们尽管与外显子杂交，但不会影响 mRNA 的转运或是翻译。而且其中有些反义核酸在 SMA 老鼠模型中也是行之有效的。随后，Krainer 实验室又通过更为系统的 ASO-tiling 的方法在内含子 6 和 7 中鉴定出了更多的靶点（Hua, Vickers et al., 2008），更为重要的是，这些反义核酸具有治疗脊髓性肌萎缩症的潜力。

1.2.3.2 其他化学药物

人们还发现一些潜在的治疗 SMA 的药物。2008 年，Chang J G

发现（5-（N-ethyl-N-isopropyl）-amiloride）能够在 SMA 细胞中增强
SMN2 外显子 7 的剪接和 SMN 蛋白的产量，并同时增加核 gem 的
数量。其调控机制可能是 EIPA 上调了剪接因子 SRp20 的表达
（Yuo，Lin et al.，2008）。2009 年，Wirth B 实验室发现 hydroxamic
acid LBH589 通过提高 SMN2 启动子的转录水平可以使人类 SMA 成
纤维细胞的 SMN 蛋白的表达量提升 10 倍以上，是目前报道的提升
能力最强的药物。2009 年，Krainer 实验室又发现一种类似于四环
素的化合物 PTK-SMA1 能够促进 SMN2 外显子 7 剪接，同时体外或
在老鼠体内增加 SMN 蛋白的表达。不像以前鉴定的化合物依靠激
活 SMN2 启动子或未知的机制来增加 SMN 蛋白的产量，PTK-SMA1
是一种独特的有疗效的候选药物，直接刺激外显子 7 的剪接。反义
核酸疗法已经发展成为一种治疗多种剪接缺陷疾病的重要手段，而
合成像 PTK-SMA1 这样的小分子化合物则为治疗这类疾病提供了一
种新的选择。2010 年，Wirth B 发现 SAHA（suberoylanilide
hydroxamic acid）也可以在两种 SMA 老鼠模型中缓解 SMA 症状，并
采用了独特而且简单方便的饲养方式达到了很好的治疗效果，显著
提升了运动神经的功能，减少了脊髓中运动神经元的退化，并且增
强了神经和肌肉之间的连接和肌肉纤维的大小。

1.3　hnRNP U 的介绍

核不均一的 RNA（heterogeneous nuclear RNAs，hnRNAs）在细胞
中会和特殊的蛋白形成 hnRNA-核蛋白复合物，这复合物也被称为
核不均一蛋白颗粒（hnRNP particle）。核不均一蛋白家族有大约 30
个不同的蛋白，它们被称为 hnRNP A1 到 hnRNP U，它们各自都有
不同的 RNA 结合能力和偏好（Dreyfuss，Philipson et al.，1988；
Pinol-Roma，1997）。研究表明 hnRNP 蛋白参与了多种生物学过
程，包括转录、剪接、mRNA 的转运、重组、多腺苷酸化、mRNA
的更新和翻译调控等（Krecic and Swanson，1999）。

其中，hnRNP U 是一个 120 kU 的核蛋白，含有一个有 RNA 结
合活性的精氨酸和甘氨酸富集区（又叫 RGG 结构域）（Kiledjian and

Dreyfuss，1992）。hnRNP U 也是核基质的主要成分，所以它也叫核基质附着因子（scaffold attachment factor A，SAF-A）（Romig，Fackelmayer et al.，1992）。研究显示 hnRNP U 能够依靠其 N 端的酸性结构域直接结合核基质附着区域的 DNA 序列（Fackelmayer，Dahm et al.，1994）。而且 hnRNP U 能够与很多蛋白相互作用，如转录共激活因子 p300、肾上腺皮质激素受体（glucocorticoid receptor）、Yes 结合蛋白（Yes-associated protein，YAP）、$SCF^{\beta\text{-}TrCP}$ 泛素连接酶复合物（ubiquitin ligase complex）（Davis，Hatzubai et al.，2002；Martens，Verlaan et al.，2002；Howell，Borchers et al.，2004）。携带一个形态突变的 hnRNP U 的小鼠会在胚胎发育的早期死亡，显示出 hnRNP U 对于各种基本的生物学功能的重要性（Roshon and Ruley，2005）。

1.4　本课题的研究内容及意义

1.4.1　课题研究的内容

本课题基于目前对 SMN2 外显子 7 剪接调控机制的了解不是很多这一现状，将解决如下问题：

（1）抑制 SMN2 外显子 7 剪接的新的 RNA 结合蛋白有哪些？

（2）新鉴定出来的剪接调控因子 hnRNP U 抑制 SMN2 外显子 7 剪接的机制是什么？

（3）hnRNP U 在体内结合 RNA 的图谱是什么，这种结合如何解释它抑制 SMN2 剪接？

（4）hnRNP U 在基因组范围内调控可变剪接事件的图谱？

1.4.2　课题的研究意义

（1）进一步阐明 SMN2 外显子 7 的剪接调控机制，为 SMA 疾病的治疗提供必要的分子机理和新的思路。

（2）从众多的 RNA 结合蛋白中鉴定出新的可变剪接调控蛋白，有助于我们了解复杂多样的可变剪接调控机制。

（3）hnRNP U 的发现不仅为 SMN2 外显子 7 的剪接调控机制增添了更多新的内容，也揭示了 hnRNP U 作为剪接调控因子的新功能。

（4）hnRNP U 在体内结合 RNA 的图谱将为我们提供更为全面的 hnRNP U 的调控网络，不仅帮助我们更加清晰地阐明其作为剪接调控因子的功能，还可能会揭示 hnRNP U 更多新的调控功能。

（5）RNA-seq 数据会让我们对 hnRNP U 调控 pre-mRNA 加工和 mRNA 稳定性以及功能做全面和清晰的定位。

第2章　材料和方法

2.1　材料

2.1.1　菌株、质粒及细胞系

菌株：*E. Coli* DH5α，BL21。

细胞系：Hela S3，293 细胞。

质粒：pGET2T-RNaseⅢ（美国 UCSF J. Michael Bishop 教授赠送），pCI-SMN1，pCI-SMN2（Amp）（美国马萨诸塞州州立大学医学院 Umass Medical School 的 Elliot J. Androphy 教授赠送），pGEM-hnRNP U（美国宾夕法尼亚大学的 Gideon Dreyfuss 教授赠送），pRetrosuper，pCMV-Flag-2B，pCMV-Myc。

2.1.2　生化药品及来源

氯化钠、碳酸氢钠、氯化钾、磷酸二氢钾、磷酸氢二钾、磷酸二氢钠、磷酸氢二钠（AR，上海生工）。

浓盐酸（AR，开封东大化工）。

氯仿、无水乙醇、异丙醇、甲醇（AR，上海国药）。

TritonX-100，NP-40（上海生工 BBI）。

Agarose（AR，西班牙）。

溴化乙锭（EB）（AR，瑞士）。

蛋白胨和酵母粉（英国 OXOID）。

丙烯酰胺、EDTA、Tris、尿素、过硫酸铵、SDS、甘氨酸（美国 Amresco）。

TEMED(德国 Merck)。

还原型谷胱甘肽(美国 Amresco)。

氨苄青霉素,卡那霉素(美国 Amresco)。

脱脂奶粉(伊利)。

2.1.3 细胞培养及操作相关的试剂

DMEM 培养基(高糖)、OPTI-MEM 培养基、胎牛血清(FBS)、新生牛血清、胰酶和细胞专用双抗(美国 invitrogen)。

Lipofectamine-2000 和 RNAi-Max 转染试剂(美国 invitrogen)。

jetPEI(法国 Polyplus)。

TRIzol(美国 invitrogen)。

天根高纯度小提中量试剂盒(北京天根生物科技有限公司)。

天根琼脂糖凝胶回收试剂盒(北京天根生物科技有限公司)。

2.1.4 酶类和 DNA marker,蛋白 marker

限制性内切酶:EcoR I, Sal I, Xba I, Kpn I, Hind Ⅲ, BamH I, Bgl Ⅱ, Xho I, BamH I(大连 TaKaRa)。

Dpn I(立陶宛 Fermentas)。

RNase A(立陶宛 Fermentas)。

普通 taq 酶(立陶宛 Fermentas)。

Ex-Taq(大连 TaKaRa)。

KOD plus(广州 TOYOBO)。

SYBR Premix Ex Taq PCR(广州 TOYOBO)。

T4 DNA 连接酶, T4 RNA 连接酶, T4 激酶(立陶宛 Fermentas)。

RQ I Dnase Ⅰ(1000u)(美国 promega)。

反转录酶 Improm-Ⅱ(500 次)(美国 promega)。

反转录酶 Superscript Ⅲ(美国 invitrogen)。

RNA 酶抑制剂(大连宝生物(TaKaRa)工程公司)。

pGEM-T easy(美国 promega)。

1kb plus DNA marker(美国 invitrogen)。

DL2000 DNA marker(北京普博欣生物科技有限公司)。

2.1.5 抗体及其相关

anti-hnRNP U（3G6）（Santa Cruz Biotech，mouse monoclonal IgG）。

anti-hnRNPA1（4B10）（Santa Cruz Biotech，mouse monoclonal IgG）。

anti-hnRNP A2（DP3B3）（Santa Cruz Biotech，mouse monoclonal IgG）。

anti-U2AF65(Sigma，mouse monoclonal IgG)。

anti-U2AF35(Protein Biotech Group，rabbit polyclonal IgG)。

anti-SF1（QC9948，Aviva Bio Life Sciences，rabbit polyclonal IgG）。

anti-PUF60（E-23）（Protein Biotech Group，rabbit polyclonal IgG）。

anti-Flag（CWA204）（Bei Jing，CWBiotech，mouse monoclonal IgG）。

anti-Flag(Sigma（F7425），rabbit polyclonal IgG)。

anti-c-myc（PL14）（MBL，mouse monoclonal IgG1）。

2.1.6 ssRNA 和 siRNA 合成

Solexa RNA5' linker：Biotin-5'-AAU GAU ACG GCG ACC ACC GA-3'。

Solexa RNA3' linker：5'-UCG UAU GCC GUC UUC UGC UUG-3'-puromycin

由大连 TaKaRa 公司合成。

以下 siRNA 由上海吉玛生物技术有限公司合成：

siNC：5'-UUCUCCGAACGUGUCACGUdTdT-3'；

sihnRNP U：5'-GAUGAACACUUCGAUGACAdTdT-3'；

siSF1：5'-GACCUGACUCGUAAACUGCdTdT-3'；

sih35ab：5'-GGC UGU GAU UGA CUU GAA UdTdT-3'；

siPUF60：5'-GCAGAUGAACUCGGUGAUGdTdT-3'。

2.1.7 本研究所用引物

阳性基因的 esiRNA 引物：

基因名		引物(5'-3')
荧光素酶	1	TAATACGACTCACTATAGGG GAA GAG ATA CGC CCT GGT TC
	2	TAATACGACTCACTATAGGG AAA AAT AGG ATC TCT GGC ATG
hnRNP A1	1	TAATACGACTCACTATAGGG ACG AAA CCA AGG TGG CTA TG
	2	TAATACGACTCACTATAGGG TCC ACC CAA GCA GGT TGT AT
hnRNP A2/B1	1	TAATACGACTCACTATAGGG ATG AGA GCC CAG AGG TAA C
	2	TAATACGACTCACTATAGGG GCT TCT TAA CTC TAC ACA CGC
hnRNP U	1	TAATACGACTCACTATAGGG AGC AGA GCC AAA TCT CCT CA
	2	TAATACGACTCACTATAGGG AGA GAA CAT GCG GGA ACA GT
U2AF65	1	TAATACGACTCACTATAGGG CAG ACA ACA CGC ACC CAC
	2	TAATACGACTCACTATAGGG GCA AAT ATG AAA CTG CCA CA

续表

基因名		引物(5'-3')
U2AF35	1	TAATACGACTCACTATAGGG TTT TAC CTT ATG TCT GCT A
	2	TAATACGACTCACTATAGGG AGA AAC CCA TCT TTG TAT
SF1	1	TAATACGACTCACTATAGGG CCG AAC TCC GCC GCC ATT T
	2	TAATACGACTCACTATAGGG AGG GGA CCC GAA TGC GCT GCC
PUF60	1	TAATACGACTCACTATAGGG AAC CGC GTC ATC ATC TAC C
	2	TAATACGACTCACTATAGGG CCG CAC CTT TAT CCG CAC TGT
CHERP	1	TAATACGACTCACTATAGGG CTC AGT TCT TAC ACC GTC TCC
	2	TAATACGACTCACTATAGGG GCT TCG GCT TTG TCC CTA
9G8	1	TAATACGACTCACTATAGGG GCT ACT AGG TGG CAT AGT GTT
	2	TAATACGACTCACTATAGGG TGT TAC TGC CCT ACT ATT C
RBM10	1	TAATACGACTCACTATAGGG AAT GAA GTA CCG GGA CCG T
	2	TAATACGACTCACTATAGGG CTG CTC ACT GGG CCT CGT TG

续表

基因名		引物(5'-3')
SON	1	TAATACGACTCACTATAGGG CTG AGG TGA CAA CGG CAA CA
	2	TAATACGACTCACTATAGGG CCT CCA GGG ACT GCG ACA

Q-PCR 引物:

CHERP	1	AGCAGAACGGCCTCTATGAGT
	2	CCTTGACCTTGAGTACGAGCC
9G8	1	ACGAAGGTCAAGGTCAGCAT
	2	TTCTGCGAGGACTTCCTGAT
RBM10	1	CTGAGCTGGGAGAGTTGGAG
	2	ACGACCACCACGTCTTTCAT
SON	1	GGGCACTAGAGTTGCCTGG
	2	AGCTCCTGTGCTACCGTATTAT
GAPDH	1	AGAAGGTGGTGAAGCAGGCGTCG
	2	CCTTGGAGGCCATGTGGGCC

pRetroSuper-shU1 的引物:

shU1	1	GATCCCCGATGAACACTTCGATGACATTCAAGAGATGTCATCGAAGTGTTCATCTTTTTC
	2	TCGAGAAAAAGATGAACACTTCGATGACATCTCTTGAATGTCATCGAAGTGTTCATCGGG

SMN 外显子 7 剪接测试引物:

SMN minigene	T7-F2	TACTTAATACGACTCACTATAGGCTAGCCTCG
	E8-75	TAACGCTTCACATTCCAGATCTGTC
内源 SMN	E6-F	ATAATTCCCCCACCACCTCCC
	E8-467	TTGCCACATACGCCTCACATAC

点突变引物:

DsiU1	sense	CACCTGTTGAAGAAGAAGAcGAgCAtTTtGAcGACACA GTGGTTTGTCTTG
	antisense	CAAGACAAACCACTGTGTCGTCAAAATGCTCGTCTT CTTCTTCAACAGGTG
Flag-U-NM	sense	GAGATTGCTGCCCGAAAGtAGCGAAATTTTATTCTGGA TC
	antisense	GATCCAGAATAAAATTTCGCTACTTTCGGGCAGCAATC TC
Flag-U-NC	sense	GAACAAGTATAGCAGAGCCGCTGCCCGAAAGAAGCGA
	antisense	TCGCTTCTTTCGGGCAGCGGCTCTGCTATACTTGTTC
Flag-U-MC	sense	GATAAGAGCCCGGGCGGATCCAAATCTCCTCAGCCAC CTG
	antisense	CAGGTGGCTGAGGAGATTTGGATCCGCCCGGGCTCTT ATC

2.1.8 分析软件和网络资源

(1)ImageQuantity 同位素信号定量。

(2)Vector NTI 10.0 序列比对。

(3)GraphPad Prism 5.0 数据分析和绘图。

(4)Endnote 参考文献整理。

(5)DEQOR 数据库(http://cluster-1.mpi-cbg.de/Deqor/deqor.html)。

(6)UCSC genome browser (http://genome.ucsc.edu/)。

（7）引物设计 Pimer3（http://frodo. wi. mit. edu/primer3/）。

（8）引物数据库 Primer Bank（http://pga. mgh. harvard. edu/primerbank/）。

2.1.9　图像编辑软件

（1）Adobe illustrator。

（2）Adobe photoshop CS3。

2.1.10　仪器

超净工作台(上海志诚)。

摇床(上海志诚)。

恒温培养箱(上海精宏)。

PTC-100TM 和 PTC-220 PCR 仪(美国 Bio-Rad 公司)。

荧光定量 PCR 仪-Rotor gene 6000(澳大利亚 corbet 公司)。

Sigma 1-14 小型离心机。

德国 ependoff 冷冻离心机。

美国 Themo CR3i 冷冻离心机。

德国 ependoff 5301 型真空干燥仪。

电泳仪，电泳槽(北京六一公司)。

凝胶成像系统(美国 Gene Genius Bio Imaging System)。

台风 9200(美国 Amersham 公司)。

pH 剂(Delta 320 梅特勒-托利多公司)。

洗片机(江苏泰星公司)。

盖革计数器(Model 3 美国 ludlum 公司)。

紫外交联仪(美国 UVP HL-2000 Hybrilinker)。

荧光倒置显微镜(Leica DMIRB)。

细胞培养箱(美国 Thermo)。

水浴锅(上海精宏)。

生物安全柜(新加坡 Heal force)。

2.2　溶液的配制

2.2.1　细菌用抗生素的配制

氨苄青霉素：50mg/ml，0.22μm 微孔滤膜抽滤除菌，-20℃保存。

卡那霉素：10mg/ml，0.22μm 微孔滤膜抽滤除菌，-20℃保存。

2.2.2　蛋白纯化中所用的缓冲液

1×过柱缓冲液：

PBS：	4.3mol/L	Na_2HPO_4
	1.47mmol/L	KH_2PO_4
	137mmol/L	NaCl
	2.7mmol/L	KCl
	pH 7.3	

0.45 μm 微孔滤膜抽滤处理，121℃高压高温灭菌。

1×洗脱缓冲液：

50mmol/L Tris-HCl，pH 8.0

10mmol/L 还原型谷胱甘肽

注意：洗脱缓冲液在使用前即时配制，防止谷胱甘肽氧化。

1×透析缓冲液即 1×反应缓冲液：

20mmol/L	Tris-HCl，pH 7.9
0.5mmol/L	EDTA
5mmol/L	$MgCl_2$
1mmol/L	DTT
140mmol/L	NaCl
2.7mmol/L	KCl
30%	glycerol

2.2.3 DMEM 细胞培养基的配制

(1)称取 1.9g $NaHCO_3$，加入一袋 DMEM 培养基固体粉末，加入 800ml 超纯水，搅拌 30 分钟，定容到 900ml。

(2)用浓 HCl 调 pH 至 7.1 左右，再搅拌 10 分钟。

(3)培养基经过 0.22μm 微孔滤膜抽滤除菌，以每瓶 225ml 分装至 250ml 血清瓶中，4℃储存备用，剩余的培养基装入一个无菌的血清瓶中置于 37℃培养箱中检测是否污染，5 天之后没有长菌证明是无菌的。

(4)每瓶加入 25ml 胎牛血清或新生牛血清，使终浓度为 10%，同时加入 2.5ml 双抗，使链霉素和青霉素的终浓度分别达到 100μg/ml 和 100u/ml，配制成完全培养基。

2.2.4 细胞专用 PBS 的制备

称取 NaCl 80g，KCl 2g，$Na_2HPO_4 \cdot H_2O$ 15.6g，KH_2PO_4 2g，溶于超纯水中，调节 pH 至 7.3，加水定容至 1L，0.45μm 微孔滤膜抽滤去除杂质，得到 10×PBS。将其稀释至 1×，121℃高压高温灭菌即可使用。

2.2.5 细胞专用胰酶的配制

称取 2.5g 胰酶粉末和 0.2g EDTA 溶于 1L，pH7.4 的 PBS，0.22μm 微孔滤膜抽滤除菌。

2.2.6 免疫沉淀及免疫印迹相关溶液的配方

NP-40 裂解缓冲液：

Tris-HCl, pH8.0	50mmol/L
NaCl	150mmol/L
NP-40	1%
EDTA	2mmol/L

RIPA 裂解缓冲液：

Tris-HCl, pH8.0	50mmol/L

NaCl	150mmol/L
NP-40	1%
Sodium deoxycholate	0.5%
SDS	0.1%

2× SDS 上样缓冲液：

1.25ml 1mol/L Tris pH6.8

4ml 10% SDS

2.0ml glycerol

2.0mg bromophenol blue

0.31g dithiothreitol（DTT；FW154.2）

ddH$_2$O to 10.0ml

Store in 0.5ml aliquots at −20℃ for 6 months.

转膜缓冲液：

3.03g Tris

14.4g Glycine

200ml metha

ddH$_2$O to 1L　+SDS 至 0.1%

TTBS：5× TBST Stock

25ml 2mol/L Tris pH8

150ml 5mol/L NaCl

2.5ml Tween-20

ddH$_2$O to 1L

5%脱脂牛奶：5g 伊利脱脂牛奶溶于 100ml TTBS。

2.3 方法

2.3.1 *E. coli* RNase Ⅲ 的制备和纯化

（1）将美国 UCSF J. Michael Bishop 教授赠送的 *E. coli* RNase Ⅲ 的表达载体 pGET2T-RNase Ⅲ 重新转化 DH5α，并保种，同时转化 BL21 做后续表达。

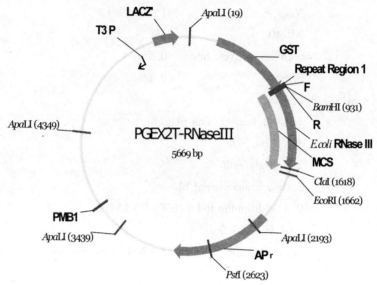

图 2-1　*E. coli* RNase Ⅲ 表达载体

（2）将 pGET2T-RNase Ⅲ 转化的 BL21 阳性菌株在 37℃，220rpm 条件下培养 2~3 小时，当菌液的 OD550 达到 0.6 时，加 1mmol/L IPTG 诱导表达约 3 小时，4℃ 以 5000×g 离心 15min 收集菌体，弃上清液，每 100ml 培养的细胞悬于 4ml PBS 中。

（3）过 GST Bind 重力流预装柱。

（4）以 1× 的过柱缓冲液重悬细胞（每 100ml 培养液加入约 4ml 浴冷的过柱缓冲液）。

（5）可加入 0.1% 非离子性去污剂（TritonX-100）以减少非特异性结合。

（6）保持溶液在冰浴中，超声破碎至溶液澄清。为避免体系过热，请适时间断超声破碎。

（7）4℃ 下 24000×g 离心 20 分钟，取上清液，并以 0.45μmol/L 滤膜过滤，即为细胞粗提物，取少量备 SDS-PAGE 电泳分析使用，其余直接过柱纯化。

（8）预装柱的平衡：用 10 倍柱床体积的过柱缓冲液进行柱平衡。

（9）上样：将制备好的细胞粗提液缓慢加入 GST Bind 预装柱，控制流速约为 1ml/6min，取少量穿透液进行 SDS-PAGE 电泳。

（10）洗柱：使用 10 倍柱床体积的过柱缓冲液彻底洗柱。收集漂洗液，用于 SDS-PAGE 电泳分析。

（11）目的蛋白的洗脱：以 3 倍柱床体积的洗脱缓冲液洗脱目的蛋白，收集洗脱液。

（12）SDS-PAGE 检测：取每个洗脱液样品，检测目的蛋白的洗脱情况。

（13）将全部纯化的样品用 1× 的反应缓冲液透析 24 小时，12 小时换一次透析液，最后将蛋白保存于 −20℃。

（14）透析过的 RNase Ⅲ 做蛋白用 BCA 蛋白检测试剂盒，定量及活性检测。

注意：此过程也是在 RNase free 的条件下完成；每一批次纯化的 RNase Ⅲ 都需要确定其最佳消化的时间和浓度。

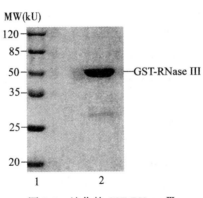

图 2-2　纯化的 GST-RNase Ⅲ

2.3.2　人类 RNA 结合蛋白 esiRNA 库的制备

在哺乳动物细胞中发现短的双链 RNA（double-strandedRNA, dsRNA）能够通过进化上非常保守的 RNAi 途径有效并特异性地降解 mRNA，这给功能基因组学研究带来了革命性的推动。

在 RNA 干扰（RNA interference，RNAi）反应中，细胞的 RNase

Ⅲ酶-Dicer 切割双链 RNA 产生 21-到 25-nt 的小 RNA，叫做小干扰 RNA(small interfering RNA, siRNA)。siRNA 与同源的 mRNA 配对，造成靶标 mRNA 的降解，并且放大其特异性基因沉默的信号。尽管在老鼠卵母细胞、胚胎、胚胎干细胞和胚胎癌细胞系都曾观察到 RNA 干扰现象，但是在大多数哺乳动物细胞系中双链 RNA 会启动非特异性的基因表达抑制。在哺乳动物细胞中，大于 30bp 的双链 RNA 会激活双链 RNA 依赖的激酶 PKR 和 2'-5'-寡腺苷酸合成酶 (2'-5'-oligoadenylate synthetase)，诱导细胞干扰素反应(IFN)。激活的 PKR 依靠磷酸化真核翻译起始因子 2α 抑制普遍的翻译反应，而 2'-5'-寡腺苷酸合成酶会激活 RNase L 造成 mRNA 非特异性降解。

与长双链 RNA 的非特异性效果不同的是，siRNA 能够在哺乳动物细胞中介导选择性的基因沉默。含有 19～27bp 的茎和一小段环结构的发夹环 RNA(small hairpin RNA, shRNA)也可以选择性沉默与双链茎区同源的基因表达。在哺乳动物细胞内，能够将 shRNA 转变成 siRNA 来介导基因特异性地沉默。尽管许多哺乳动物细胞都能够将长双链 RNA 加工成 siRNA，但是也不能启动 RNAi 效应。长双链 RNA 不能诱发 RNAi 是由于它们会非特异性地激活 IFN 反应。但是，IFN 信号通路和 RNA 干扰之间的关系还没有定论。

尽管 siRNA 为我们提供了一种在培养的细胞中抑制基因表达的有价值的方法，但是用合成的 siRNA 来实施 RNAi 是非常受限制的，因为 siRNA 靶标在同一个基因的不同位置，沉默的效果是完全不同的。因此，每一条 mRNA 都需要筛选一条有效的 siRNA，是一项既费体力又费财力的事情。但是，酶切长双链 RNA 所产生的多种 siRNA 能够在多位点干扰 mRNA，增加了至少有一种 siRNA 能够与靶标 RNA 配对的几率。所以说，在哺乳动物细胞中采用长双链 RNA 产生的 siRNA，会使 siRNA 作为一种反向遗传学研究工具的能力得到很大的增强。

虽然 Dicer 在体内参与双链 RNA 的加工，但是用 Dicer 在体外来制备 siRNA 可能存在问题，因为 Dicer 切割双链 RNA 的效率是很低的，特别是短的双链 RNA。相比较而言，大肠杆菌

(*Escherichia coli*) 的 RNase Ⅲ能够有效地将双链 RNA 切割成 siRNA 相同的结构的小片段-5'磷酸基/3'羟基和 3'端 2~3nt 的突出端。这些末端结构对于其 RNAi 的活性是非常重要的。而且，很容易得到大量可溶的重组 *E. coli* RNase Ⅲ蛋白。这有利于纯化体外制备 siRNA 所需的 *E. coli* RNase Ⅲ。

E. coli RNase Ⅲ对 dsRNA 的过度酶切会产生 12~15bp 长度的 siRNA，这些短的 siRNA 是不在哺乳动物细胞中能产生 RNAi 反应的。为获得适当长度的 siRNA，我们必须限制 RNase Ⅲ的酶切，保证其产生有效的 20~25bp 长度的 siRNA。这些 siRNA 囊括了长双链 RNAi 在果蝇(*Drosphila*)S2 细胞中所发挥的强大功能和序列特异性基因沉默的能力。更重要的是，它们能够在哺乳动物细胞中介导高效的 RNAi 而不产生非特异性反应。这种方法所制备的 siRNA 在不同的哺乳动物细胞中成功地抑制了各种内源基因的表达。因为它制备快速而且简单，这种方法被证实是一种非常有用的实施 RNAi 的方法。

通常做哺乳动物细胞 RNAi 实验，最常用的两种方法就是化学合成 siRNA (short interfering RNA) 和载体表达的 shRNA (short hairpin RNA)。应用这两种方法，科学家们已经建立了几个靶标人和老鼠基因组范围内的库。为确保它们高的基因沉默效能，目前所发表的 siRNA 和 shRNA 库都是基于热力学和序列特异性来设计的。尽管应用这一设计理念提升了库整体上的基因沉默效能，但是没有一个设计法则能够避免产生脱靶效应，这也是目前所认识到的最具挑战性的问题，换句话说用 siRNA 或 shRNA 库来筛选所得出的数据的可靠性会受到质疑。

我们则采用了另一种 J. Michael Bishop 实验室发明的 esiRNA (endoribonuclease-prepared siRNA) 来实施 RNAi。这种技术利用细菌的 RNase Ⅲ或重组表达的 Dicer 酶切长的双链 RNA 来产生的 esiRNA。我们生成了一个人类 RNA 结合蛋白 esiRNA 库以从中筛选潜在的剪接调控因子。

到现在，科学家已经建立了几个 siRNA 和 shRNA 库来进行大规模的功能缺失 (loss-of-function) 研究，它们可以通过商业手段买到。无论是 siRNA 库还是 shRNA 都需要化学合成 RNA 或是 DNA 寡核苷酸来直接转染或是先克隆到表达载体中。那么需要一种好的先验的靶位点预测以保证其沉默效率，对于一个基因必须有一个分子有高沉默效率和特异性。与这两种依赖于以理论知识为基础的沉默子设计不同的是，esiRNA 库是以 cDNA 为起始实验材料，一步酶解法产生不同的沉默子。这种 esiRNA 的发明则为我们提供一种完全不同的高效、特意的 RNAi 策略。

　　化学合成的 siRNA 是一种在哺乳动物细胞中应用最为普遍的介导 RNAi 的分子。但是它们存在的两个缺点可能制约它们在大规模研究中的应用：一个是不同 siRNA 抑制基因表达的能力不同；另一个是合成的费用很高。因为其可变性，每一个 siRNA 都必须检测其沉默的效率或者说一个基因必须准备多个 siRNA 以确保有效沉默基因的表达。如果考虑到花费的问题，对于大多数实验室，这一特性将限制 siRNA 库在大规模研究中的应用。EMBL Frank Buchholz 实验室则率先利用这一快速、廉价的技术解决了这一问题。他们是通过核糖核酸内切酶酶解长的双链 RNA 来制备 siRNA。酶切过程产生一系列的多种多样的 siRNA 库，能够与靶标 mRNA 形成多位点配对，这种 siRNA 又叫做核糖核酸内切酶制备的 siRNA（endoribonuclease-prepared siRNA，esiRNA）。研究证明 esiRNA 能够在培养的哺乳动物细胞、发育中和成年老鼠中有效地实施基因沉默。又由于其简单、廉价和省时，esiRNA 技术非常适合用来做大规模的 RNAi 研究。

　　成功应用 esiRNA 库实施大规模 RNAi 的研究有很多。2004 年，Frank Buchholz 实验室成功地把 esiRNA 做 RNAi 筛选和高容量的显微拍摄技术相结合，在 5305 个基因中筛选出了 37 个细胞分裂必需基因。随后，美国伯纳姆研究所（The Burnham Institute）Wei Jiang 实验室也利用 esiRNA 对微管马达蛋白、驱动蛋白和动力蛋白在有丝分裂和胞质分裂过程中的作用做了详细研究。2007 年，Frank Buchholz 实验室通过表达谱芯片比较了 esiRNA 和 siRNA 基因沉默的效能和发生脱靶效应的频率，发现 esiRNA 具有更高的基因沉默效能，而且检测到的脱靶事件要比 siRNA 产生的低 12 倍，再次验证了其高效性和高特异性。同时，Frank Buchholz 实验室还利用 esiRNA 在基因组范围内更为系统地鉴定了细胞分裂必需基因，发现了更多的细胞分裂必需基因。特别是，他们发现了 2 个进化上非常保守的转录调控网络控制着胞质分裂。

(1)根据 RNA 结合蛋白都含有 RRM、KH 和 RGG 等 RNA 结合结构域,我们从 EBI 数据库中找到了 338 种 RNA 结合蛋白。

(2)首先利用网络服务器 DEQOR 选择 200~600bp 长度的高效的 esiRNA 的靶位点,两条引物的 5'端必须带有 T7 启动子序列。

注意:选择靶位点时,必须在靶基因的 mRNA 区域;3'UTR 是一个不错的选择,因为不同的基因 3'UTR 的相似度是非常低的,即使同一蛋白家族的蛋白 3'UTR 也不一样,这样会很大程度上增加 esiRNA 的特异性。长度控制在 200~600bp,小于 200bp 可能会降低 esiRNA 的效能(图 2-3)。

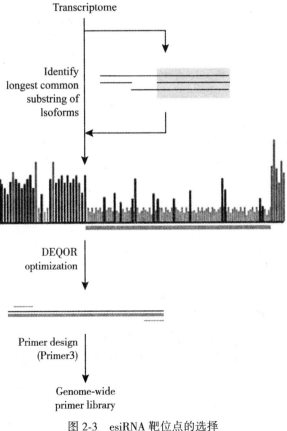

图 2-3　esiRNA 靶位点的选择

（3）大规模 PCR 扩增出 15~20μg 的 DNA 模板，乙醇沉淀去除盐离子。

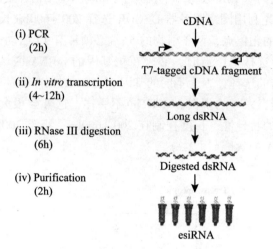

(i) PCR
(2h)

(ii) *In vitro* transcription
(4~12h)

(iii) RNase III digestion
(6h)

(iv) Purification
(2h)

cDNA

T7-tagged cDNA fragment

Long dsRNA

Digested dsRNA

esiRNA

图 2-4　esiRNA 简易纯化流程图

（4）大规模转录：

Transcription reaction

5× Buffer	80μl
NTP（10mmol/L each）	80μl
DNA template	~20μg
T7 RNA polymerase	15μl
DEPC-treated water up to	400μl

37℃ 孵育过夜或大于 4 小时；

75℃ 3 分钟，慢降温（ramp）到 50℃；

50℃ 3 分钟，慢降温（ramp）到 25℃。

如果转录体系出现浑浊现象，说明转录效果不错。乙醇沉淀，定容到 2μg/μl 的浓度，存于-80℃。注意不要反复冻融 RNA，这样容易降解。

（5）RNase Ⅲ 酶切。

RNase Ⅲ digestion reaction：

10×buffer	34.5μl
RNaseⅢ	55μl
DNase I	12μl
dsRNA	300~400μg
ddH2O up to	400μl

25℃, 4h, 37℃, 2h, 1200rpm 在 Themomixer 上孵育；点样，确定酶切产物是否位于 20~30bp 之间，如果大于 30bp，加入 30%~40%的 RNaseⅢ再酶切 2 小时。

加入 16μl EDTA(0.5mol/L)终止反应，乙醇沉淀 overnight。

（6）回收 esiRNA。

4℃, 13200rpm 25min, 倾上清液；75% 乙醇（1ml）去盐，振开；12000rpm 10min，去上清液，离心，吸干，风干；加 20~80μl H₂O 溶解；PAGE 纯化 esiRNA，200V，400mA，Ts：1h 30min

15% native PAGE preparation：

30% Acrylamide（RNA only）：	20ml
10×TBE	5ml
H₂O	25ml
10% APS	350μl
TEMED	40μl

注意：用 1×TBE buffer；在水中拔梳子；防止底部产生气泡。

（7）电转回收。

①切除 20bp、30bp marker 的泳道，EB 染色，确定 20bp 和 30bp 的位置，回收 20bp 和 30bp 之间的片段；

②电泳槽使用之前用沸水浸泡几分钟；

③用 0.5×TBE buffer；

④孔里捅一下消除气泡，加 NaAc 200μl，移动加入；

⑤100V，400mA，1h；

⑥电转过程中不要移动电转槽；

⑦电转完成后倒掉缓冲液，将孔内液体吸入离心柱里，离心，分成两管，做 2.5 倍体积酒精沉淀，洗两次，在超净工作台内用 30~60μl 水溶解(先用小体积溶解，定量后定容到 400μg/μl)。

注意：只能回收 20～30bp 片段大小的 esiRNA。大于 30bp 的 esiRNA 转染后会引起细胞干扰素反应，导致细胞死亡；小于 20bp 的 esiRNA RNAi 的效能会很差。

我们把回收 esiRNA 的方法做了一下改进，采用了更为精确的 PAGE 胶电洗脱回收 esiRNA，这样做有两大优点，一点是可以完全去除大于 30bp 和小于 20bp 的无效 siRNA，增强其 RNAi 效能；另一点是回收效率高，电洗脱的回收效率可以达到 80% 以上。

2.3.3　细胞培养和转染

2.3.3.1　细胞复苏

（1）从液氮中迅速取出冻存的细胞后置于 38℃ 水浴中，不停地摇动直至融化。

（2）将冻存的细胞移至 T25 培养瓶，然后缓慢滴加 5ml 含有双抗的 DMEM 培养基（10%FBS 或新生牛血清），边滴边晃，以缓慢改变渗透压减少对变化细胞的伤害，然后置于 37℃，5% CO_2 培养箱培养，12 小时后给细胞换新的培养基。

2.3.3.2　细胞传代

（1）当 T25 细胞培养瓶中细胞的丰度达到 90%～100% 时，在超净工作台内倒掉培养基，用 PBS 洗涤 2 次。

（2）移去 PBS，加入 1ml 胰酶，放入 37℃ 培养箱消化 2～5 分钟，待细胞变圆脱落后，加入 4ml DMEM 培养基，先用培养基将未脱落的细胞吹下来，然后迅速对着瓶底吹打细胞悬液，使之分成单个细胞，以 1/2～1/4 的比例分瓶，再重新将细胞置于 37℃ 培养箱中培养。

2.3.3.3　细胞冻存

（1）待细胞状态好时，将细胞接入 T75 细胞培养瓶中，待丰度达 90%～100% 时，胰酶消解，在 15ml 离心管中，500×g 离心 5min 收集细胞。

（2）移去上清液，加入 3～4ml 37℃ 温浴过的细胞冻存液（10% DMSO，90% 新生牛血清），吹打均匀后 1ml/管分装至冻存管中。

（3）先将冻存管中的细胞存于-70℃过夜，次日再将细胞放入液氮保存，保存的时间可以达到2年。

2.3.3.4 esiRNA 或 siRNA 转染

我们采用反式转染的方法以提高转染效率，步骤如下：

（1）以24孔板为例，先在24孔板的孔中加入100μl 37℃温浴好的 Opti-MEMI，每孔加入30pmol esiRNA 或 siRNA（此时转染的终浓度为50n mol/L），温和混匀。

（2）然后每孔再加入1.5μlRNAi-Max 转染试剂，温和混匀，室温孵育20分钟。

（3）在这孵育的20分钟时间里，将20%~30%的细胞置每个孔，温和混匀后置于37℃培养箱中继续培养。

（4）24~72小时后检测 RNAi 效果。

2.3.3.5 lipofectamine2000 质粒转染

（1）转染前1小时给24孔板上的细胞换上无双抗的培养基。

（2）转染混合液制备：将0.5~1μg 超纯质粒加入50μl Opti-MEM I 中，温和混匀；然后将2μl lipofectamine2000 稀释到50μl Opti-MEM I 中，温和混匀，室温孵育5分钟；再将 lipofectamine2000 稀释液加入质粒稀释液，温和混匀，室温孵育20分钟。

（3）再将上述混合物加入孔板中，温和混匀，再放入37℃培养箱中继续培养。

2.3.3.6 jetPEI 转染质粒

（1）转染前1小时给24孔板上的细胞换上无双抗的培养基。

（2）转染混合液制备：将0.5~1μg 超纯质粒加入50μl 150mmol/L NaCl 中，温和混匀；然后将2μl jetPEI 稀释到50μl NaCl 中，温和混匀；再将 jetPEI 稀释液加入质粒稀释液（注意：加入方向不能颠倒，否则会严重影响转染效率），温和混匀，室温孵育20分钟。

（3）再将上述混合物加入孔板中，温和混匀，再放入37℃培养箱中继续培养。

2.3.4　免疫印迹

（1）细胞加入 RIPA 裂解缓冲液，冰上裂解 20 分钟，加入等体积的 2×SDS 上样缓冲液，沸水加热 5 分钟。

（2）样品采用 10% SDS-PAGE 电泳分离，110V 湿转至 PVDF 膜。

（3）5%的脱脂奶粉阻断 1 小时，一抗 1 小时，TTBS 洗 3 次，每次 10 分钟，二抗 1 小时，TTBS 洗 3 次，每次 10 分钟。

（4）ECL 显色，X 光片暗室中压片，洗片。抗体及工作浓度为：anti-hnRNP U（3G6）：1：3000；anti-hnRNP A1：1：5000；anti-hnRNP A2：1：3000；anti-U2AF65：1：10000；anti-U2AF35：1：1000；anti-PUF60：1：300；anti-SF1：1：1000；Mouse Anti-Flag：1：3000；anti-c-myc：1：2000。

2.3.5　RT-PCR

（1）以 24 孔板为例，每孔加入 200μl Trizol，温和混匀，室温放置 2~3 分钟等待细胞裂解充分。此时，RNA 存于 Trizol 可在 −70℃保存一周左右的时间。

（2）加入 40μl 氯仿，振荡混匀 15 秒，室温放置 3 分钟等待分层。

（3）4℃ 12000×g 离心 15min。

（4）小心吸取上层水相，不要吸到中间的蛋白层，转移至另一离心管中。

（5）加入等体积的异丙醇，混匀，室温沉淀 10min；此过程无需加入 NaAc 等盐离子帮助沉淀，细胞中原有的盐离子已经足够沉淀 RNA 了。

（6）4℃ 12000×g 离心 10min，弃上清液，RNA 沉于管底。

（7）加入 1ml 75%乙醇重悬 RNA 沉淀，此时，RNA 在 75%乙醇中−70℃可保存一年。

（8）4℃ 7500×g 离心 5min，弃上清液。

（9）室温风干 RNA。请不要真空抽干或过分干燥，过分干燥后的 RNA 很难溶解，可以将 RNA 放在 50℃ 帮助溶解。

（10）DNase I 处理去除基因组 DNA 污染：用如下体系溶解上述 RNA 沉淀；取 7μl RNA 样品，37℃ 20 分钟，65℃ 5 分钟；迅速置于冰上，放置 5 分钟。

DNase I digestion reaction：

5×buffer	1μl
MgCl2（25mmol/L）	3μl
DNase I	1μl
RNase inhibitor	0.3μl
DEPC-treated water up to	10μl

（11）反转录反应：变性处理 oligo d（T）/ random primer；将如下体系加入到上述 RNA 体系中，充分混匀，且保持在冰上操作；25℃ 5 分钟，42℃ 1 小时，95℃ 5 分钟。

RT reaction（保持在冰上）

5× buffer	3.3μl
dNTP（10mmol/L each）	1μl
oligo d（T）/random primer（500ng/ml）	1μl
RNase inhibitor	0.4μl
Improm Ⅱ RTase	1μl
DEPC-treated water up to	13μl

（12）PCR 反应。

PCR 反应体系（保持在冰上）

10× buffer	2μl
dNTP（2.5m mol/L each）	1.6μl

Primer 1(10m mol/L)	0.5μl
Primer 2(10m mol/L)	0.5μl
cDNA template	1μl
Ex taq	0.1μl
Water up to	20μl

2.3.6　Trizol 中提取蛋白

以 24 孔板为例。

(1)在含有蛋白的 Trizol 中加入 60μl 乙醇,颠倒混匀,室温静置 2~3 分钟。

(2)2000×g,4℃离心 5 分钟(去除 DNA)。

(3)将上清液转移至一个新的离心管中,加入 300μl 异丙醇,颠倒混匀,室温沉淀至少 20 分钟。

(4)14000×g,4℃离心 10 分钟。

(5)弃上清液,95%的乙醇洗 2 次,风干。

(6)1×SDS 上样缓冲液溶解蛋白沉淀,沸水浴 10 分钟,混匀后即可上样电泳。

2.3.7　突变克隆

(1)设计突变引物的法则:

①突变引物的长度一般在 25~45bp 之间;

②退火温度不能小于 78℃;

③GC 含量要大于 40%;

④突变位点必须在引物的中间,两边至少有 10~15bp 长的正确序列;

⑤引物的两端最好是 G 或是 C。

(2)体系及反应程序。

58

Mutation PCR reaction

10× buffer	2μl
Primer Ⅰ（10mmol/L）	0.5μl
Primer Ⅱ（10mmol/L）	0.5μl
Plasmid Template	20ng
dNTP（2.5mmol/L each）	1.6μl
KOD-Plus	0.4μl
Water up to	20μl

反应程序：①95℃ 3min；

②95℃ 30sec；55℃ 1min；68℃ 12min；20cycle

DpnI 消解体系

往上述体系中加入 2.4μl 10×DpnI reaction buffer 和 1.5μl DpnI，37℃反应 2 小时，取 10μl 产物做转化。

2.3.8 克隆的构建

（1）从 pGEM4-hnRNP U 质粒中扩增 hnRNP U 的 CDS 区域，酶切后插入 pCMV-Flag-2B 载体中，转化，挑取阳性菌送测序。

（2）从 HeLa 细胞 cDNA 中扩增 U2AF65 的 CDS 区域，酶切后插入 pCMV-Myc 载体中，转化，挑取阳性菌送测序。

2.3.9 免疫共沉淀

（1）传 293 或 HeLa S3 细胞到 T75 培养瓶。

（2）待细胞长到 90%丰度时，PBS 洗一次，然后 500×g 离心 5 分钟收集细胞。

（3）加入约 1.2ml NP-40 裂解缓冲液，用枪头吹匀，冰上放置 20 分钟，每隔 5 分钟颠倒混匀一次。

（4）13200rpm，4℃，离心 20 分钟，去除细胞碎片。

（5）将上清液转移到 2 个新的 EP 管中，每管 500μl，一管加入

2~5μg 老鼠 IgG 或作为对照，另一管加入 2~5μg anti-hnRNP U（3G6），4℃，混匀器上混合 3 小时。剩余作为细胞裂解液的 input 使用，存于-20℃。

（6）取 50~100μl protein G 磁珠（取前混合均匀），用 5 被体积的 NP-40 裂解缓冲液洗 3 次，将上述抗体-细胞裂解液混合物加入装有磁珠的 EP 管中，4℃再混合过夜。

（7）磁分离架分离磁珠，弃上清液，用 1ml NP-40 裂解缓冲液洗磁珠 3 次。

（8）磁珠中加入 1×SDS 上样缓冲液，混匀，沸水浴 5 分钟，每隔 1.5 分钟混匀一次。

（9）1000rpm 离心 20 秒，磁分离架分离磁珠，将上清液转移到新的 EP 管中，存于-20℃或直接上样电泳。

2.3.10　RIP-PCR

本操作用的所有缓冲液和枪头等都要求 RNase-free。

做到免疫共沉淀的步骤 7 后，在磁珠中加入 200μl Trizol 抽提 RNA。以下 RT-PCR 的步骤如 2.3.5 RT-PCR，反转录反应时用随机引物。

2.3.11　免疫共定位

（1）将细胞转入放有盖玻片的 24 孔板中，待细胞达到 75%~80%丰度时，用 lipofectamine 2000 做 pCMV-Flag-hnRNP U 质粒转染，转染后 12 小时后，给细胞换上新的培养基。

（2）转染后 24 小时，将盖玻片转移至新的孔中，用 PBS 洗细胞 2 次，加入冰冷的 70%乙醇固定细胞，-20℃放置 4 小时或过夜。

（3）移去 70%乙醇，PBS 洗 2 次，加入含有 0.1% TritonX-100 的 PBS，温和混匀，室温放置 30 秒，再用 PBS 洗 2 次，加入 PBS 稀释的 3%的 BSA 室温或 37℃阻断 30 分钟。

（4）移去 3%的 BSA，加入 200~250μl 1%的 BSA 稀释的 mouse anti-U2AF65（1∶1000）和 rabbit anti-Flag（1∶500），37℃孵育 30

分钟。

（5）移去一抗，PBS 洗 5 次。

（6）加入 200~250μl FITC 标记的 anti-mouse IgG（1∶150）和 Cy3 标记的 anti-rabbit IgG（1∶150），37℃避光孵育 30 分钟。

（7）移去二抗，PBS 洗 5 次。

（8）在载玻片上滴加抗淬灭剂，再将附有细胞的盖玻片盖在抗淬灭剂上，进行激光共聚焦显微镜观察。

2.3.12 CLIP-seq 实验流程及注意事项

RNA 结合蛋白在基因表达的每一步都发挥着重要作用，一个 RNA 结合蛋白通常会结合许多不同的 RNA 靶标。RNA 结合蛋白结合单个 RNA 靶标的案例已经很多了，但是它们的 RNA 结合谱还知道得很少。除了 RNA 结合蛋白的 RNA 靶标，蛋白-RNA 相互作用的位置所提供的信息对于全面了解蛋白的功能也是必需的。

为了在活细胞中检测蛋白-RNA 之间的相互作用，体内的交联是一种科学的方法。早期都是利用甲醛来交联蛋白和 DNA/RNA，这种方法最大的缺点在于甲醛会诱导大的多分子间形成化学连接，这将会造成人为的结果，特别是在判断蛋白和核酸是直接结合还是间接结合上。而且甲醛同样会介导蛋白-蛋白之间的共价连接，导致纯化出 RNA 结合蛋白结合的核酸和相互作用蛋白、附属蛋白的复合物，而这些相互作用蛋白和附属蛋白也有可能结合 RNA。在这种混合物中很难鉴定与 RNA 结合蛋白直接相互作用的 RNA 靶标，而是产生高噪音低信号，特别是对于那些表达量很低的 RNA 结合蛋白。由于这些原因，甲醛交联技术就不能判定核酸上蛋白结合的确切位置，然而蛋白结合的确切位置对于了解其体内结合的性质和蕴含的作用机制却是至关重要的。

紫外交联技术却能够确定蛋白和 RNA 直接相互作用的位点。这一技术是借助核酸(特别是嘧啶)在 254nm 的紫外辐射下会和特殊的氨基酸(Cys，Lys，Phe，Trp，and Tyr)形成共价连接的自然光反应性。紫外辐射不会造成蛋白和蛋白之间的交联，因此可以鉴定出蛋白和 RNA 之间的相互作用。美国纽约大学医学院的 David Ron 教授实验室首次将紫外交联(UV cross-linking)和免疫沉淀、SDS-PAGE 电泳分离相结合来研究蛋白-RNA 复合物-IRE1-RNA 复合物在哺乳动物细胞中未折叠蛋白应答中的变化。这一研究结果显示与末端被 T4 激酶(T4 poly-nucleotide kinase,PNK)标记的 IRE1 结合的 RNA 量比在受环境压力的细胞中提取的 IRE1 复合物所结合的量要大。美国洛克菲勒大学的 Robert B. Darnell 实验室又在此基础上将其改进成为现在的CLIP(UV cross-linking and immunoprecipitation)技术来纯化特定蛋白交联的 RNA,它成功融合了免疫沉淀、SDS-PAGE 电泳分离、蛋白酶解和起初应用于克隆小干扰 RNA 的 RNA Linker 连接和扩增技术。CLIP 技术是一项揭示剪接因子 RNA 结合图谱和能力的有力工具。Robert B. Darnell 实验室应用该技术发现 Nova 蛋白既能增强也能抑制可变剪接外显子的剪接和 poly-A 位点的选择,这种特性是结合位置依赖性的。JF Caceres 实验室所得出的 hnRNP A1 的 CLIP 结果揭示了其在 pre-miRNA 加工过程中的调控作用。ASF/SF2 在细胞核和细胞中的靶标也被鉴定出来,同时,Gene W. Yeo 和 Xiang-Dong Fu实验室也系统地鉴定了 FOX2 的 RNA 结合图谱和调控机制。这些研究都显示出 CLIP 技术在鉴定不同的蛋白-RNA 相互作用中的强大功能,使得我们对不同的生物学过程中的这些相互作用有更加深入的了解。2009 年,Robert B. Darnell 实验室又将 CLIP 技术延伸到microRNA 领域,配合先进的高通量测序技术完整展示了鼠脑中 Ago-miR124-靶标 mRNA 三者的相互作用,同时还绘制出了另外 20 种miRNA-靶标 mRNA 的图谱。2010 年,Gene W. Yeo 还采用 CLIP 技术在线虫(*Caenorhabditis elegans*)中鉴定了 Argonaute 的结合位点,发现其不仅结合 mRNA 的 3' UTR 区域,也会结合编码外显子区域,还发现 Argonaute 大量结合的区域对于 miRNA 的功能非常重要,揭示了其新的自我调控的功能。

在这里我们同样也采用了 CLIP 技术来研究 hnRNP U 与其 RNA靶标的相互作用。其优点除了上面所讲的利用了紫外交联来减少非特异性结合外,其过程还是从活细胞交联开始的,反映了体内环境下真实的分子间相互作用。而且引入了免疫沉淀技术,极大地提高了信噪比。同样,在 SDS-PAGE 电泳分离时去除了免疫沉淀是非特异性的 RNA 和自由的 RNA 分子，同时也去除了 RNA 结合蛋白的相互作用蛋白的污染。最大限度地提高信噪比，反映更加真实的 RNA 结合蛋白与 RNA 靶标相互作用的情况。

CLIP 实验的具体流程如下：

1. 细胞紫外交联（UV cross-linking）

（1）对于贴壁细胞，在 150mm 平板上培养直至达到 90% 丰度。注意：用对数生长期的细胞，紫外交联前不要长的太满。

（2）倒掉培养基，用 10ml 冰浴的 PBS 洗细胞 2 次，再加入 15ml 冰浴的 PBS，放入 Hybrilinker 多功能紫外交联仪内，并置于冰上，打开盖子，以 400mj/cm^2 的能量照射细胞。

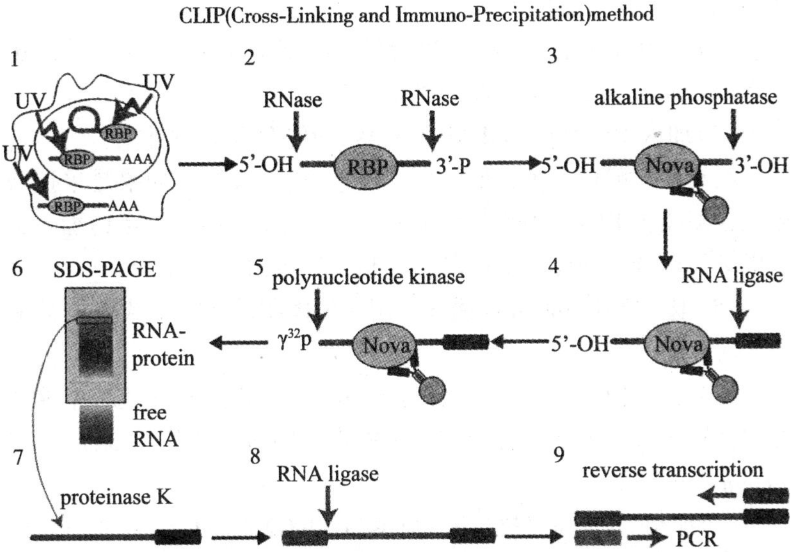

图 2-5 在活细胞中鉴定蛋白在 RNA 上的结合位点的 CLIP 技术流程图

冰上紫外照射细胞，使得蛋白和 RNA 之间形成共价连接。免疫沉淀纯化蛋白，磁珠上部分的 RNA 酶解，去磷酸化，加 3' Linker，T4 激酶末端标记 5' γ^{32}P，SDS-PAGE 电泳分离和转膜，X 光片显影，切取靶标蛋白和 RNA 的复合物条带，蛋白酶 K 降解，加 5' Linker，RT-PCR 扩增 CLIP tag，最后用 Solexa 1G genome analyzer 做高通量测序。

(3)将细胞刮下来，收集到 15ml 离心管中，500×g，4℃离心 5 分钟。

(4)弃上清液，加入 1ml 冰浴的 PBS，重悬细胞，转移至 1.5ml 离心管中，500×g，4℃离心 5 分钟。

(5)弃上清液，细胞存于−80℃备用。注意：一般一个 150mm 平板上可以收集约 100μl 细胞，刚好可以做一次 CLIP 实验。

2. 免疫沉淀和 RNA 消解

(1)在收集的细胞中加入 1~1.5ml 含蛋白酶抑制剂的 NP-40 裂解缓冲液，用枪头吹打均匀，冰上放置 20 分钟，每隔 3 分钟颠倒混匀一次。

(2)加入 50μl DNase I，放在 Themomixer 上 37℃ 5 分钟，1000rpm，冰上孵育 5 分钟。

(3)13200 rpm，4℃离心 20 分钟去除细胞碎片及杂质，将细胞裂解液上清液转移到一个新的离心管中。

(4)加入 10~15μg hnRNP U 抗体，4℃混合 2~3 小时。

注意：一般情况下，最好用多抗做 IP 比较好，如果是单抗必须先检测能否 IP 和 IP 的效率如何。如果效率不高，可考虑加入二抗以增强结合。同样，也可以引入 Flag 等蛋白标签做 IP。

(5)取 200μl protein G 磁珠，用 5 倍体积的 NP-40 裂解缓冲液洗 3 次。

注意：请使用 invitrogen 公司的 Dynal beads，磁珠比琼脂糖珠的非特异性吸附更低，有利于下游操作。同时，请注意 protein G，protein A 磁珠的选择。

一般情况下，兔多抗、鼠的 IgG2a、IgG2b、IgG3、山羊(Goat)的 IgG2 采用 protein A 磁珠；而 protein G 对鼠的 IgG1、IgG2a、IgG2b、IgG3、山羊(Goat)的 IgG1 和 IgG2、兔多抗、羊(Sheep)的 IgG1 和 IgG2 都有很强的结合活性，所以说 protein G 的应用更加广泛。

(6)将(4)中的抗体-细胞裂解液混合物加入到装有磁珠的离心管中，4℃再混合 2~3 小时。

(7)磁分离架分离磁珠，弃上清液，用 1ml wash buffer 洗磁珠

2 次；用高盐 wash buffer 洗 2 次；1×PNK buffer 洗 2 次。注意：均保持在冰上操作。

Wash Buffer：1×PBS（no Mg^{2+}, no Ca^{2+}）

　　　　0.1%　　SDS

　　　　0.5%　　deoxycholate

　　　　0.5%　　NP-40

High Salt wash buffer：5×PBS（no Mg^{2+}, no Ca^{2+}）

　　　　　　0.1%　　SDS

　　　　　　0.5%　　deoxycholate

　　　　　　0.5%　　NP-40

1×PNK Buffer：50mmol/L Tris-Cl pH7.4

　　　　　10mmol/L MgCl$_2$

　　　　　0.5%　　　NP-40

（8）配制 micrococcal nuclease 反应体系，每 100μl 磁珠用 200μl 体系酶切。做正式实验时一般用 2 个浓度：1：1000 和 1：1000000，在 Themomixer 上 37℃ 孵育 10 分钟，每 3 分钟 1000rpm 混匀 15 秒。

注意：①根据以往的 CLIP 方案（Robert B. Darnell）酶切过程采用的是 RNase A 和 RNase T1，我们发现 RNase A 和 RNase T1，会很大程度影响下游实验，使 RNA 降解，由于它们很难失活，而且即使在很低的浓度下也可以保持高活性。我们选用 micrococcal nuclease 来替代 RNase A 和 RNaseT1，因为 micrococcal nuclease 的酶切活性依赖于 Mg^{2+} 和 Ca^{2+}，酶切反应后加入含有 EGTA 缓冲液螯合掉溶液中的 Mg^{2+} 和 Ca^{2+}，就可以让 micrococcal nuclease 完全失活，不影响下游实验。其缺点在于对酶切的核酸有一定的偏好性，比较偏好于切 A/T 和 A/U 富集区域。

②做正式 micrococcal nuclease 反应前，先要做些预实验来确定酶切的最佳浓度，比如说做 1：1000，1：20000，1：200000，1：500000/1000000 这 4 个浓度梯度。值得注意的是，预实验需要达到的效果是 1：1000 的泳道中必须有目的蛋白大小的条带（同位素信号），且杂带不能相隔太近（如果杂带太多，无法进行下游实验，

则需要用更为严厉的细胞裂解液，如 RIPA 细胞裂解液来减少非特异性结合），而高稀释度的泳道要在目的蛋白大小上方有弥散的信号，这样才达到了比较好的酶切效果。

1×PNK+EGTA buffer 洗 2 次；

1×PNK+EGTA buffer：50mmol/L Tris-Cl pH7.4

20mmol/L EGTA

0.5%　　NP-40

Wash Buffer 洗 2 次；

1×PNK buffer 洗 2 次。

（9）碱性磷酸酶处理：

CIAP treatment reaction	
10×CIAP buffer	3μl
CIAP	1.2μl
DEPC treated Water up to	30μl（每个样品用 30μl 反应体系）

在 Themomixer 上 37℃孵育 10 分钟，每 3 分钟 1000rpm 混匀 15 秒。

（10）3' RNA linker 连接：

Ligation reaction Mix 1	
10× ligation buffer	3μl
BSA	3μl
ATP（10mmol/L）	3μl
T4 RNA ligase	1.5μl
DEPC treated Water up to	20μl

Linker Mix 2	
3' RNA Linker	3μl
DEPC treated Water up to	10μl

先用 Linker Mix 2 重悬磁珠，在加入 Ligation reaction Mix 1，在 Themomixer 上 16℃ 孵育过夜，每 5 分钟 1000rpm 混匀 15 秒。

注意：这样做是为了防止 linker 在体系配制过程中发生自连反应，必须按如上顺序加入。

(11) 3' Linker 再连接反应：再在连接体系中加入如下体系。

3' Linker	3μl
T4 RNA ligase	1.5μl
ATP（10mmol/L）	3μl

在 Themomixer 上 16℃ 再孵育 4 小时，每 5 分钟 1000rpm 混匀 15 秒；这是由于在磁珠上做连接反应的效率很低，我们需要做两次连接。

(12) 1×PNK buffer 洗磁珠 3 次。

(13) 同位素标记。

Labling Reaction：

10×PNK buffer A	3μl
α^{32}p-ATP	2μl
T4 PNK	1.5μl
DEPC treated Water up to	30μl

在 Themomixer 上 37℃ 孵育 20 分钟，每 4 分钟 1000rpm 混匀 15 秒；

加入 1.5ml 10mmol/L ATP，再孵育 10 分钟；

1×PNK+EGTA buffer 洗磁珠 3 次。

(14) 加入 40μl 1×PNK 蛋白上样缓冲液重悬磁珠；在 Themomixer 上 70℃ 孵育 10 分钟，1000rpm 不停混匀；磁分离架分离磁珠，将上清液转移到一个新的离心管中，最大转数离心尽量去除磁珠。

(15) 样品用 invitrogen Novex NuPAGE 电泳分离，110V 电泳 2 小时。

20×MOPS SDS 电泳缓冲液：

MOPS	52.3g
Tris Base	30.3g
SDS	5.0g
EDTA-2Na	1.9g
Total	250ml in ultrapure water

注意：我们用 invitrogen 的 Novex NuPAGE 进行电泳是非常有必要的。因为自制的 SDS-PAGE 胶电泳后，其 pH 值会上升到 9.5以上，这样会使 RNA 在碱性条件下水解。Novex NuPAGE 电泳系统的最大好处在于其缓冲液的 pH 值可以保持在 7 左右。

（16）将蛋白转至 NC 膜。

20×转膜缓冲液：

Bicine	16.32g
Bis-tris	20.96g
EDTA-2Na	1.52g
Ultra pure Waters up to 200ml	

1×转膜缓冲液：

20×转膜缓冲液	30ml
甲醇	60ml
10% SDS	600μl
Ultra pure Waters up to	600ml

注意：在转膜过程中，绝大部分的自由的 RNA（没有被蛋白结合的 RNA）都会穿过 NC 膜，只有 RNA-蛋白复合物才能转移到膜上，同时我们会发现转完膜后，膜上的同位素信号相比上样时大大降低。

（17）压磷屏 2 个小时，在压 X 光片过夜；根据（8）的注意事项判断结果是否有效。

（18）切膜。

①先用 1×PK buffer 配制 4mg/ml Proteinase K：

160μl 1×PK buffer 中加入 40μl Proteinase K，37℃孵育 20 分钟。

注意：此过程是必需的，是为了降解体系中的 RNase。

②切取目的蛋白上方大小 20～27kU 区域的 NC 膜，切碎，加

入到上述 200μl Proteinase K 反应体系中，在 Themomixer 上 37℃ 孵育 20 分钟，1000rpm 不停混匀。

③在上述反应体系中加入新鲜配制的 1×PK/7M Urea buffer，在 Themomixer 上 37℃ 孵育 20 分钟，1000rpm 不停混匀。

④加入 400μl 水饱和酚及 130μl 氯仿，在 Themomixer 上 37℃ 孵育 20 分钟，1000rpm 不停混匀。

⑤13200rpm，4℃ 离心 15 分钟。

⑥将水相转移到一个新的离心管中，加入 50μl 3mol/L NaAc pH5.2，0.5μl glycogen，500μl 乙醇和 500μl 异丙醇，−20℃ 沉淀过夜。

注意：沉淀微量的 RNA 时，加入适量的 glycogen 或 glycoblue 是必需的。

⑦13200rpm，4℃ 离心 20 分钟。

⑧500μl 75%乙醇洗 2 次，风干 RNA。

注意：乙醇洗 2 次是必需的，由于下游的 RNA 连接反应对盐离子很敏感，所以为提高连接效率，将盐离子的浓度将到最低是十分必要的。

⑨5' RNA Linker 连接反应：先用 5' RNA Linker Mix 2 去溶解 RNA，再加入 Ligation Reaction Mix 1 16℃ 连接 2 小时。

注意：一定要按顺序加入

Ligation Reaction Mix 1：

10×buffer	1μl
BSA	1μl
ATP	1μl
T4 RNA ligase	0.2μl

5' RNA Linker Mix 2：

Biotin-RL5（Linker）	1.5μl
DEPC treated Water	3.5μl

⑩DNase I 消解去除基因组 DNA 污染：上述连接体系中直接加入

DEPC treated Water	79μl

10×DNase I buffer	11μl
Rnasin	5μl
Dnase I	5μl

37℃孵育 20 分钟。

⑪加入 300μl DEPC treated Water；300μl 水饱和酚及 100μl 氯仿，剧烈震荡，13200rpm，4℃离心 15 分钟。

⑫将水相转移至一个新的离心管中，加入 50μl 3mol/L NaAc pH5.2，1μl glycogen，500μl 乙醇和 500μl 异丙醇，−20℃沉淀过夜。

（19）反转录

①13200rpm，4℃离心 20 分钟；75%乙醇洗；13200rpm，4℃离心 15 分钟；风干 RNA；加入 9μl DEPC treated Water 溶解 RNA。

②9μl RNA 中加入 1μl Solexa B 引物，65℃加热 5 分钟，冰上迅速冷却，再加入如下体系：

dNTP(10mmol/L)	1μl
DEPC treated Water	2μl
DTT(0.1mol/L)	1μl
5×Superscript Ⅲ buffer	4μl
RNasin	1μl
Superscript Ⅲ reverse transcriptase	1μl
Total	20μl

反应程序：50℃ 30 分钟；90℃ 5 分钟；4℃保存。

（20）PCR 扩增

PCR 反应体系(保持在冰上)

10×buffer	10μl
dNTP(2.5 mmol/L each)	8μl
Primer 1(10mmol/L)	2.5μl
Primer 2(10mmol/L)	2.5μl

cDNA template	5μl
Ex taq	0.5μl
Water up to	100μl

反应程序：

①95℃ 5 分钟；

②95℃ 20 秒，54℃ 30 秒，72℃ 20 秒，30~35 个循环；

③72℃ 5 分钟。

注意：PCR 的循环数不要过高，最好控制在 30 个循环左右；循环数过高，高通量测序后会发现测出的序列都是 PCR 重复的，没有参考价值。

(21)胶回收(采用 QIAEX Ⅱ Gel Extraction Kit，能够高效回收小片段 DNA)。

①上述 PCR 产物跑 3 % 的琼脂糖胶，marker 采用 20bp ladder。

②照胶，判断本次结果是否有效。如果在 80~200bp 之间有弥散的条带，说明结果是有效的；如果只有引物二聚体的条带(大约 55bp)，则说明结果失败，需要重做。

③待确定结果有效后，切取 80~150bp 之间的 DNA 条带，去除多余的琼脂糖，转移至一个离心管中，加入 6 倍体积的 QX1 缓冲液(比如说每 100mg 胶加入 600μl)，50℃水浴，使胶充分溶解。

④振荡器上重悬 QIAEX Ⅱ 30 秒，往上述溶胶缓冲液中加入 10μl QIAEX Ⅱ，50℃水浴 10 分钟，每隔 2 分钟颠倒混匀一次。

⑤13200rpm 离心 30 秒，小心移去上清液。

⑥500μl QX1 缓冲液洗玻璃珠 1 次；13200rpm 离心 30 秒，小心移去上清液。

注意：需震荡重悬玻璃珠，这一步是为了除去多余的琼脂糖残留。

⑦500μl PE 缓冲液洗玻璃珠 1 次；13200rpm 离心 30 秒，小心移去上清液。

注意：需震荡重悬玻璃珠，这一步是为了除去多余的盐离子。

⑧室温风干玻璃珠 10~15 分钟，直至玻璃珠变成白色。

注意：不要过分干燥玻璃珠，否则会降低洗脱效率。

⑨加入 20μl 灭菌水，震荡重悬玻璃珠，室温孵育 10 分钟。

注意：洗脱效率取决于洗脱液的 pH 值。pH 值在 7.0~8.5 之间时洗脱效率最高。

⑩13200rpm 离心 30 秒，小心将上清液转移到一个新的离心管中。

(22)T 载体连接

2×ligation buffer	5μl
Purified PCR product	3μl
pGEM-T vector	1μl
T4 DNA ligase	1μl
Total	10μl

16℃连接过夜。

(23)转化：取 5μl 上述连接产物，加入超级感受态细胞中，温和混匀，冰浴 30 分钟；42℃热激 90 秒；再将混合物迅速放置冰上冷却 2 分钟；加入 1ml LB 培养基并在 37℃培养 1 小时；10000 rpm 离心 30 秒收集细胞，移去 800μl LB 培养基，用剩余的 200μl 培养基重悬细胞，涂平板；倒置平板于 37℃培养箱中，培养 15~18 小时待克隆出现。

(24)菌落 PCR 鉴定阳性克隆：PCR 产物大于 250bp 的克隆为有效插入的克隆，送测序。

(25)待评价本批次 CLIP 结果质量不错后，用高通量测序。

2.3.13 RNA-seq

RNA-seq 是一项应用几种不同的高通量测序技术以获得转录组 RNA 图谱的技术。过程通常是，将两个样品中得到的 RNA 切碎，转变成 cDNA，然后测序。现有的技术一次可以读出 25000000 个 35 或 70nt 长度的序列。尽管在基因组的特殊位置会出现测序偏好，如 PCR 反应会依赖于 GC 含量或碱基组成的进行扩增，但是对于两个样品的偏好都是一样的，也就是说不会影响对结果的判断。因此，样品之间的不同能够精确到单个剪接变量或是编辑过的 RNA

碱基。

RNA-seq 得益于最新的单分子测序技术的发展，目前可以达到一次性同时实施上亿条核酸的测序。2008 年 Blencowe 和 Burge 实验室采用 RNA-seq 来研究不同的组织中可变剪接和多腺苷酸化变种，极大地突出了 RNA-seq 在研究 mRNA 复杂的表达谱方面的强大功能，它的功能是芯片所不能匹敌的。RNA-seq 检测未知的 mRNA isofrom 和新类别的非编码 RNA(non-coding RNA)的能力也显示出这项高速发展的技术的价值，并逐渐在 RNA 分析中占据着绝对优势地位。

第3章 结果与讨论

3.1 RNAi 筛选发现 HnRNP U 是一个新的抑制 SMN2 可变外显子7剪接的剪接调控因子

　　SMN1 和 SMN2 的主要差别是外显子7的+6位碱基 C-U 的变化。Manley 教授实验室用充足的实验证据证明 hnRNP A1 结合在该碱基突变产生的新 ESS "UAGACA"上(Kashima and Manley, 2003)。但是与此相悖的是, Krainer 教授实验室认为该碱基变化使结合 ASF/SF2 的 ESE 丧失功能, 因为该 ESE GGUUUCAG 里非常重要的 C 丢失了(Cartegni and Krainer, 2002)。这两个实验室的数据冲突是有道理的。一方面 Manley 教授实验室把 ASF/SF2 敲低不能看到 SMN1 里外显子7剪接的下降, 反倒看见 SMN2 的外显子7的略微上升；他们敲低 hnRNP A1 可以看见 SMN2 外显子7的上升。但是他们也不能证明 hnRNP A1 不抑制 SMN1 外显子7的剪接。因为 SMN1 外显子7的剪接效率非常高, 敲低 hnRNP A1 很难发现外显子7的剪接是否继续升高。Krainer 教授实验室为了澄清 hnRNP A1 是否是通过与新产生的 ESS 特异相互作用, 而抑制外显子7的剪接, 他们在 SMN1 minigene 的内含子6的3'剪接位点引入一个点突变来弱化该剪接位点, 使得 SMN1 的外显子7的剪接效率降低, 所以可以在敲低 hnRNP A1 后检测 SMN1 外显子7的剪接效率。他们的结果证明, 用 siRNA 沉默 hnRNP A1 和 hnRNP A2 都可以促进 SMN1 外显子7的剪接效率。这一以一结果与 Manley 教授实验室的结论相悖。这种相悖暗示 SMN 外显子7的剪接调控比我们所认识的要复杂, 很有可能有没被认识的调控机制存在。本书旨在用 esiRNA 沉默的方法来发现新的调控 SMN2

外显子可变剪接的蛋白质。

　　考虑到 hnRNP 蛋白一般在可变剪接调控中扮演剪接抑制因子的角色，所以我们首先制备了 11 个 hnRNP 蛋白的 esiRNA，使用图 3-1(a)所示的报告系统来筛选潜在的 SMN2 外显子 7 可变剪接

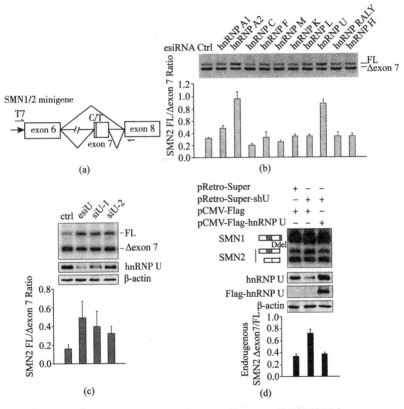

图 3-1　RNAi 筛选和鉴定 SMN2 外显子 7 剪接调控蛋白

（a）SMN1 和 SMN2 minigene 图示，箭头代表了 RT-PCR 所用的引物。（b）在 HeLa 细胞中敲除 hnRNP 蛋白后，RT-PCR 检测 SMN2 外显子 7 剪接情况，并定量分析全长 SMN2 与 Dexon 7 两种剪接产物的比值。（c）在 HeLa 细胞中分别用 esiRNA 和 2 条 siRNA 敲除 hnRNPU 后，RT-PCR 检测 SMN2 外显子 7 剪接情况，并定量分析全长 SMN2 与 Dexon 7 两种剪接产物的比值。（d）在 293 细胞中敲除 hnRNP U 蛋白后，RT-PCR 检测内源的 SMN2 外显子 7 剪接情况，PCR 产物经 DdeI 酶切区分 SMN1 和 SMN2，并定量分析全长 SMN2 与 Dexon 7 两种剪接产物的比值。Error bar 代表 3 次独立的实验重复。

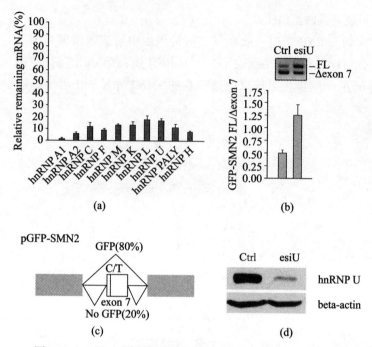

图 3-2　hnRNP U 同样调控截短的 SMN2 minigene 外显子 7 可变剪接

（a）定量 PCR 检测 RNAi 筛选过程中各基因的沉默效率，沉默效率均大于 80%。（b）截短的 GFP-SMN2 minigene 图示，PCR 扩增出外显子 7 及周边内含子，插入到 GFP 基因中间，构建出 GFP-SMN2 minigene。（c）在 HeLa 细胞中敲除 hnRNP 蛋白后，RT-PCR 检测 GFP-SMN2 外显子 7 剪接情况，并定量分析全长 SMN2 与 Dexon 7 两种剪接产物的比值。（d）免疫印迹检测 esiRNA 沉默 hnRNP U 的效果。Error bar 代表 3 次独立的实验重复。

抑制蛋白。我们发现用 esiRNA 敲低 hnRNP A1 和 hnRNP A2 会增强外显子 7 的剪接（图 3-1（b）），说明这两个 HnRNP 蛋白抑制该可变外显子的剪接。本结果与 James Manley 实验室的发现一致，证明我们的筛选系统是行之有效的。

　　同时，我们还发现敲除 hnRNP U 同样会部分恢复 SMN2 外显子 7 的剪接（图 3-1（b））。我们用定量 RT-PCR 检测 esiRNA 沉默靶 hnRNP 基因表达的效率，沉默的效率都在 80% 以上（图 3-2（a））。为排除 esiRNA 的脱靶效应影响该结果，我们又合成了两条 siRNA

来沉默 hnRNP U 蛋白，发现它们同样可以增强 SMN2 的外显子 7
的剪接，进一步证明 hnRNP U 的确抑制 SMN2 报告基因的外显子 7
剪接（图 3-1（c））。尽管 SMN2 的报告基因有外显子 6、7、8 和相
邻内含子 6、7 的部分序列，但与内源完整的 SMN2 基因的组成还
是有区别的。为了回答 hnRNP U 能否调控内源的 SMN2 外显子 7
剪接的问题，我们在能同时表达 SMN1 和 SMN2 的 293 细胞中检测
了沉默 hnRNP U 对外显子 7 剪接的影响。结果表明在 293 细胞中
沉默 hnRNP U 同样会促进内源的 SMN2 外显子 7 剪接，而且在敲
除 hnRNP U 的细胞中在过表达 siRNA 靶位点突变但不改变氨基酸
组成的外源 hnRNP U 会恢复其抑制效果（图 3-1（d）），再次证明
hnRNP U 不是通过间接作用或是 siRNA 脱靶效应引起 SMN2 外显
子 7 剪接的上调。

3.2　hnRNP U 沉默同样会增强 SMN1 的剪接，暗示 hnRNP U 不是通过靶向外显子 7 的 C 到 T 变化所产生的 ESS 而起作用的

　　hnRNP A1 和 A2 是两个序列和功能上非常相似的蛋白，由两
个不同的基因编码（HNRNPA1 and HNRNPA2B1）。HnRNP A1 是
首先被 Manley 教授实验室发现因 SMN2 外显子 7 C 至 T 变化产生
的一个 ESS 特异性相互作用而抑制该外显子的剪接（Kashima and
Manley，2003）。后来 Krainer 教授实验室也证明用 siRNA 沉默
hnRNP A2 也同样会促进该外显子的剪接（Cartegni，Hastings，
2006），但是不清楚 A2 的作用机制是否与 A1 相同。我们对 hnRNP
A1，hnRNP A2 和 hnRNP U 用 esiRNA 进行单独和组合沉默，研究
它们的功能是相互独立的，还是相互依赖的。结果显示，组合沉默
任何两个 hnRNP 都会有叠加效应，即外显子 7 的剪接效率比沉默
一个 hnRNP 的要显著升高（图 3-3（a））。检测沉默效果的 western
blot 分析表明沉默效果都相当彻底。这样的结果表明这三个 hnRNP
蛋白可能是相互独立和平行起作用的。

　　为了进一步研究 hnRNP U 与 hnRNP A1/A2 抑制 SMN2 外显子
7 剪接的机制的相关关系，本书设计了如下实验来验证 hnRNP U

是否通过特定靶向外显子 7 的+6 位碱基改变而抑制 SMN2 外显子 7 的剪接。我们使用了 Krainer 教授实验室在 SMN1 minigene 的内含子 6 的 3'剪接位点引入点突变来弱化该剪接位点的策略（SMN1-PyD），以检测 hnRNP U 对 SMN1 外显子 7 剪接调控的作用。当 HnRNP U 被沉默后，野生型的 SMN1 外显子 7 的剪接有小幅升高（图 3-3(b)）。在 3'剪接位点突变了的 SMN1-PyD 的报告基因里，SMN1 外显子 7 剪接显著上升（图 3-3(b)）。该实验结果说明 hnRNP U 不是通过靶向外显子 7 的+6 位的 C 到 T 变化所产生的 ESS 来抑制 SMN 外显子 7 的剪接。本发现与 Krainer 教授实验发现的 hnRNP A1/A2 敲低的响应是一致的。

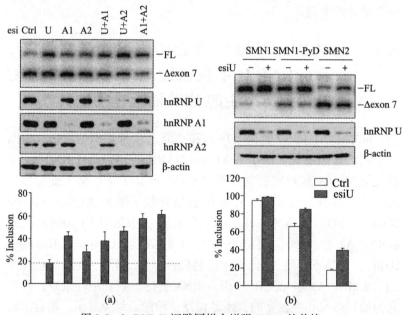

图 3-3　hnRNP U 沉默同样会增强 SMN1 的剪接

（a）在 HeLa 细胞中组合敲除 hnRNP U、hnRNP A1 和 hnRNP A2，RT-PCR 检测 SMN2 外显子 7 剪接情况，并定量分析全长 SMN2 占所有剪接产物的比例。（b）在 HeLa 细胞中敲除 hnRNP U，RT-PCR 检测 SMN1、SMN1-PyD 和 SMN2 外显子 7 剪接情况，并定量分析全长 SMN2 占所有剪接产物的比例。Error bar 代表 3 次独立的实验重复。

同时，我们发现沉默 hnRNP U 并不影响凋亡相关基因和多个其他可变剪接事件的发生，证明 hnRNP U 不是一个普遍的剪接抑制蛋白。因此该研究表明 hnRNP U 调控 SMN 基因外显子 7 的可变剪接具有一定的基因特异性。

3.3　hnRNP U 抑制 SMN2 的剪接不依赖于任何已知的 ISS

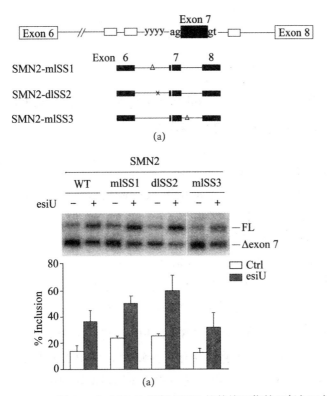

图 3-4　hnRNP U 抑制 SMN2 的剪接不依赖于任何已知的 ISS

（a）SMN2 minigene 突变图示 □ 代表 3 个 SMN2 上已知的 ISS，SMN2-mISS1/dISS2/mISS3 分别代表点突变 ISS1、删除突变 ISS2 和突变 ISS3。（b）在 HeLa 细胞中敲除 hnRNP U，RT-PCR 检测 SMN2-wt/mISS1/dISS2/mISS 外显子 7 剪接情况，并定量分析全长 SMN2 占所有剪接产物的比例。Error bar 代表 3 次独立的实验重复。

　　以上结果表明 hnRNP U 不是通过 SMN2 外显子 7 上 ESS 来抑制其剪接的。hnRNP U 是通过哪个位点来起作用的呢？考虑到已经报道的 SMN2 转录本上的 ISS 已经有几个了，hnRNP U 是否可能通过这些 ISS 来抑制 SMN2 外显子 7 的剪接。为回答这一问题，我们系统地删除了 SMN2 转录本上已知的 ISS，再来检测敲除 hnRNP U 还能否增强外显子 7 的剪接。结果发现删除任何一个 ISS 后，沉默 hnRNP U 还是可以增强 SMN2 外显子 7 的剪接。而且删除 ISS2 后，沉默 hnRNP U 增强 SMN2 外显子 7 剪接的能力还大大加强了（图 3-4（b））。因此 hnRNP U 不是通过这些 ISS 来起作用的。

3.4　hnRNP U 可能不是通过影响转录延伸来抑制 SMN 外显子 7 的剪接的

　　前体 RNA 的剪接是和转录偶联在一起的，它们之间可以互相调控。文献报道在体内过表达 hnRNP 会抑制转录延伸，还有报道显示敲除 hnRNP U 同样也会影响转录延伸。而转录速率的降低会增强可变剪接外显子的剪接，因为剪接复合物在强剪接位点转录出来之前有充分的时间来识别弱的剪接位点。所以说，hnRNP U 有可能通过降低细胞对 SMN2 基因转录的速率来提高外显子 7 的剪接效率。为检测这一假说是否成立，我们用定量 PCR 检测了 hnRNP U 沉默后 293 细胞中 SMN 基因的转录是否受到影响。我们发现 SMN 基因的转录并没有因为缺少 hnRNP U 而降低（图 3-5（a）～（b））。同时，我们用转录抑制剂 DRB 处理细胞来降低转录速率，SMN2 外显子 7 的剪接也没有恢复（图 3-5（c））。这都说明 hnRNP U 也不是通过抑制 SMN 转录来调控其外显子 7 剪接的。

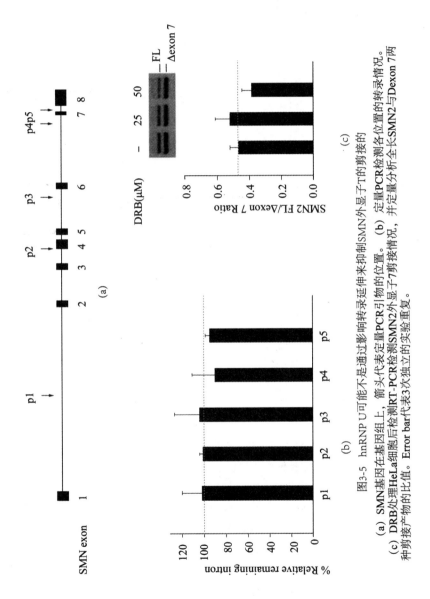

图3-5 hnRNP U可能不是通过影响转录延伸来抑制SMN外显子7的剪接的

(a) SMN基因在基因组上,箭头代表定量PCR引物的位置。(b) 定量PCR检测各位置的转录情况。(c) DRB处理HeLa细胞后检测RT-PCR检测SMN2外显子7剪接情况,并定量分析全长SMN2与Δexon 7两种剪接产物的比值。Error bar代表3次独立的实验重复。

3.5　hnRNP U 在体外不与 SMN2 外显子 7 及附近的内含子 RNA 结合，而在细胞内结合 SMN2 转录本

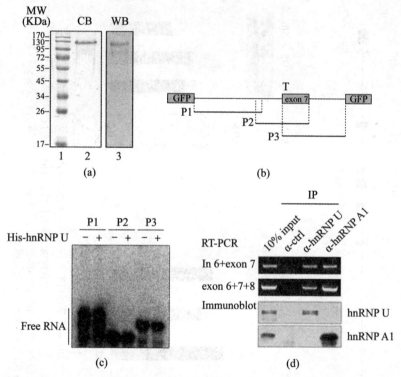

图 3-6　hnRNP U 在体外不与 SMN2 外显子 7 及附近的内含子 RNA 结合，而在细胞内结合 SMN2 转录本

（a）SDS-PAGE 电泳分析体外表达的重组的 hnRNP U：左图：考马斯亮蓝染色；右图：免疫印迹检测。（b）EMSA 实验所用的 RNA 片段。（c）EMSA 实验发现 hnRNP U 与上述 3 条 RNA 片段没有结合。（d）RNA-IP 实验检测到 SMN 转录本能够和 hnRNP U 共沉淀。

　　hnRNP U 是已知的 RNA 结合蛋白，上述的研究结果让我们猜测 HnRNP U 可能是结合在 SMN 外显子 7 周围新的位置而影响该外

显子的剪接。我们获得了高纯度的 HnRNP U 结合蛋白，将 SMN2
外显子 7 和相邻的内含子 6 和 7 序列截成三段，看它们是否可以与
hnRNP U 相互结合。虽然我们摸索了许多条件，但均未发现
hnRNP U 与 SMN2 RNA 片段结合的证据(图 3-6(c))。

我们检测 hnRNP U 在体内是否结合 SMN2 转录本。我们通过
RIP-PCR 的方法检测出 hnRNP A1 不仅结合 SMN2 的前体 mRNA，
还结合 SMN2 成熟的 mRNA，这和文献报道的结果是吻合的(Bose,
Wang et al., 2008)。同时，我们发现 hnRNP U 同样可以结合 SMN2
的前体和成熟的 mRNA。这些结果表明，hnRNP U 在体内与 SMN2
的 pre-mRNA 和 mRNA 都是结合的，这种结合可能是通过其他与它
相互作用的 RNA 结合蛋白完成的，而不是通过它自己的 RNA 结合
活性直接完成的。

3.6 大规模筛选人类 RNA 结合蛋白发现了另外 8 个新的抑制 SMN2 外显子 7 剪接的蛋白质，其中 5 个是与 U2 snRNP 相互作用的蛋白

如果 hnRNP U 是通过其他的 RNA 结合蛋白来抑制 SMN2 外显子
7 的剪接，但又不依赖于 hnRNP A1/A2，那么该蛋白就有可能是通
过与其他的 RNA 结合蛋白相互作用来抑制 SMN2 的可变剪接的。这
样的 RNA 结合蛋白应该也表现出抑制 SMN2 可变剪接的活性。

为了筛选新的 SMN2 外显子 7 的剪接抑制蛋白，我们进行了大
规模 esiRNA 筛选。我们首先从人类蛋白质数据库中根据 RNA 结合
蛋白的 RNA 结合结构域(如 RRM 结构域、KH 结构域、RGG 结构
域等)，获得了 338 个 RNA 结合蛋白，选择它们的 3' UTR 区域作
为靶位点制备相应的 esiRNA 以实施大规模 RNAi。除了 hnRNP A1，
hnRNP A2 和 hnRNP U 外，我们一共筛选出另外 8 个 RNA 结合蛋
白抑制 SMN2 外显子 7 剪接。在这 8 个新的剪接抑制蛋白中，包括
PUF60 和 U2AF65(图 3-7)。有趣的是，Krainer 教授实验室 2007 年
也发现 siRNA 沉默这两个基因的表达会造成 SMN2 外显子 7 的上调

（Hastings，Allemand，2007）。因此在本研究的筛选中，4 个已知的
或者潜在的 SMN2 外显子剪接抑制蛋白都被筛选出来了。仅有最近
被 Claudio Sette 博士研究小组报道的 SMN2 外显子 7 剪接抑制蛋白
Sam68 没有筛选出来（Pedrotti，Bielli，2010）。仔细阅读他们的报
道，他们在 HEK293T 细胞里敲低 Sam68，可以引起 SMN2 的外显
子 7 剪接的升高，但是在 Hela 细胞里没有做过该实验。我们的筛
选均是在 Hela 细胞里完成的。因此，我们大规模筛选的结果是全
面而且可靠的。

　　另外 6 种新筛选出来的 SMN2 外显子 7 剪接抑制因子分别是
SF1，U2AF35，CHERP，9G8，RBM10 和 SON。我们发现在这 11
个 SMN2 外显子 7 剪接抑制蛋白中，SF1，U2AF35，PUF60，
U2AF65 和 CHERP 都与 3'剪接位点的识别和剪接有关。SF1 在 3'
剪接位点识别过程中首先结合分支位点（Selenko，Gregorovic，
2003；Rino，Desterro，2008）；PUF60 是 U2AF65 的同源蛋白，参
与 3'剪接位点的识别（add ref Hastings，Allemand，2007）。德国马普
研究所的 Reinhard Luhrmann 教授研究小组曾发现 CHERP 是 17S
U2 snRNP 结合蛋白，同时发现在 17S U2 snRNP 里的蛋白质还有
U2AF35，U2AF65 和 PUF60（Will et al.，2002）。有趣的是，西班牙
Juan Valcarcel 教授实验室用抗体亲和纯化和质谱方法鉴定 Hela 核
抽提物里 U2AF65 结合的蛋白质时发现有 HnRNP U 的存在
（Bonnal，Martinez，et al.，2008）。Robin Weed 教授实验室 2002 年
用蛋白组学方法鉴定剪接体组分时发现，9G8 是有功能的剪接体的
一个 SR 蛋白组分，hnRNP A1 和 A2 都是 H-复合物里的组分（Zhou
et al.，2002）。

　　总体来说，在我们鉴定出的 11 个抑制 SMN2 外显子 7 剪接的
RNA 结合蛋白质中，其中 9 个有直接或者间接的证据参与剪接初
期剪接体的组装。非常引人注意的是其中 6 个都普遍与 3'剪接位
点的选择或者 U2 snRNP 的结合相关，包括 SF1，U2AF35，
PUF60，U2AF65，CHERP 和 hnRNP U。为什么对 3'剪接位点选择
如此重要的剪接因子都会抑制 SMN2 外显子 7 剪接呢？这可能暗示

减弱组成型的 3' 剪接位点(外显子 8)的识别是增强 SMN2 外显子 7 可变剪接的一种有效机制。因为 SMN2 外显子 7 的 3' 剪接位点本来就是一个弱剪接位点，所以当识别 3' 剪接位点的蛋白因子招募 U2 snRNP 的能力降低时，可能会优先抑制组成型 3' 剪接位点的识别，从而相对提高了可变 3' 剪接位点的竞争力和提高了可变外显子

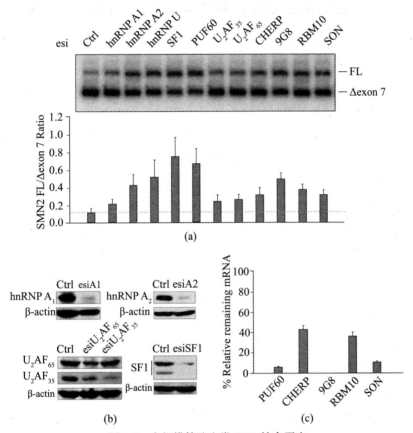

图 3-7　大规模筛选人类 RNA 结合蛋白

（a）在 HeLa 细胞中大规模筛选 RNA 结合蛋白，发现 hnRNP A1、hnRNP A2、hnRNP U、SF1，U_2AF_{35}、PUF_{60}、U_2AF_{65}、CHERP、9G8、RMB10 和 SON 抑制 SMN2 外显子 7 剪接。（b）免疫印迹检测沉默效果。（c）定量 PCR 检测沉默效果。

7 的剪接效率。该推论与 Klemens J. Hertel 实验室利用反义核酸阻断内含子 7 的强 3' 剪接位点能够有效增强 SMN2 外显子 7 剪接的结果是一致的(Geib, Hertel, 2009)。

3.7 hnRNP U 与 U2AF65/35 通过 RNA 依赖的方式相互结合，并协同调控 SMN2 外显子 7 的剪接

大规模筛选抑制 SMN2 外显子 7 的 RNA 结合蛋白给我们认识 hnRNP U 抑制机制提供了新的线索，暗示 hnRNP U 是一个重要的 3' 剪接位点识别蛋白。为了进一步认识 hnRNP U 在 3' 剪接位点识别中的功能，我们用共免疫共沉淀的方法来研究 hnRNP U 与 U2AF65, U2AF35, SF1 和 PUF60 相互作用的能力，发现它与前三者均可以相互作用，但是不与 PUF60 相互作用(图 3-8(a))。进一步说明 hnRNP U 的确是 3' 剪接位点识别复合物的成员。HnRNP U 不与 hnRNP A1 结合，再次证明它们是通过不同机制抑制外显子 7 的剪接的。在与 hnRNP U 相互作用的 3' 剪接位点识别蛋白中，hnRNP 与 U2AF65 的作用最强。同时 U2AF65 同样也可以与 Co-IP hnRNP U 作用(图 3-8(b))。有趣的是，当我们将 hnRNP U 和 U2AF65 的表达同时用 siRNA 沉默时，发现 SMN2 外显子 7 的剪接效率大大被提高，提高的程度高于这两个基因表达单独沉默引起的剪接升高的总和(图 3-8(d))，表明 hnRNP U 和 U2AF65 的相互结合会协同抑制 SMN2 外显子 7 的剪接。

在免疫沉淀之前，在细胞中加入 RNase A 降解 RNA 后，我们发现 hnRNP U 与 U2AF65, U2AF35, SF1 的相互作用全部消失了，说明 hnRNP U 与这几个 3' 剪接位点识别蛋白之间的相互作用是依赖于 RNA 的。

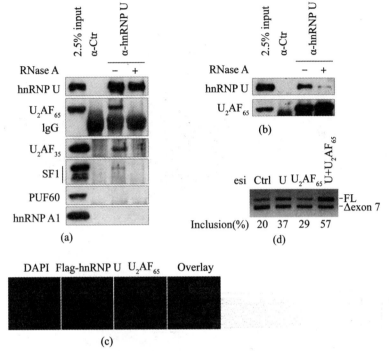

图 3-8　hnRNP U 与 U2AF65/35 通过 RNA 依赖的方式相互结合，
并协同调控 SMN2 外显子 7 的剪接

（a）免疫沉淀 hnRNP U，免疫印迹实验检测 hnRNP U 在体内和 U2AF65、
U2AF35、SF1、PUF60 和 hnRNP A1 之间的相互作用。（b）免疫沉淀 U2AF65，
免疫印迹实验检测 U2AF65 在体内和 hnRNP U 之间的相互作用。（c）免疫荧光
共定位，DAPI 代表细胞核。（d）在 HeLa 细胞中组合敲除 hnRNP U 和
U2AF65，RT-PCR 检测 SMN2 外显子 7 剪接情况，并定量分析全长 SMN2 占所
有剪接产物的比例。

3.8　CLIP 鉴定 hnRNP U 结合的 RNA 靶标

　　为了寻找在 Hela 细胞里与 hnRNP U 相互结合的 RNA，我们应
用 CLIP-seq 系统鉴定了 hnRNP U 结合的 RNA 靶标(详见材料方法
部分)。我们对获得的与 hnRNP U 结合的 RNA 片段加接头进行反
转录后，进行高通量测序，获得了 950 万个能够匹配，且定位到人

类基因组上的 hnRNP U 蛋白的 RNA 结合标签序列，其中 57%在内
含子区，22%在外显子区，1%处在外显子-内含子的接合区。其他
20%在反义 RNA 和基因间隔区等(图 3-9(a))。最近使用高通量测

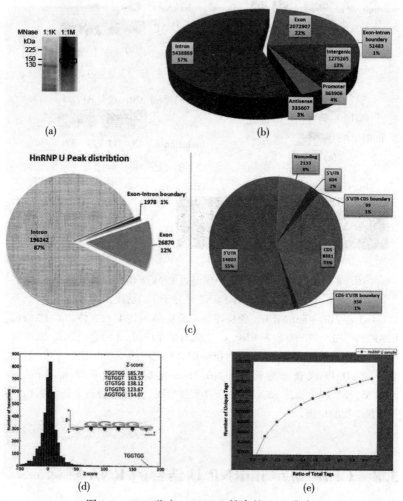

图 3-9　CLIP 鉴定 hnRNP U 结合的 RNA 靶标

(a)CLIP 过程中选取的 hnRNP U-RNA 复合物。(b)所有 hnRNP U 结合的
RNA tag 在基因组中的分布情况。(c)hnRNP U 结合的 RNA tag peak (cluster)
在基因上的分布情况。(d)hnRNP U 结合的 RNA 靶标的基序分析。(e)高通
量测序的饱和度分析。

序对转录组研究表明，转录本 80% 是外显子区的，因为细胞内 mRNA 的丰度最高。但是我们仅发现 22% 的与 hnRNP U 相互结合的 RNA 位于外显子区，而绝大部分位于内含子区，说明该蛋白与内含子相互作用是它重要的生物学功能所在。这与该蛋白主要分布在核内的细胞学特征是一致的(图 3-11)。该蛋白的细胞分布与细胞周期密切相关。

我们随后对位于已经注释的基因(包括一些非编码 RNA)的标签序列进行了结合峰的分析，发现了 22 万个结合峰。这些结合峰在基因上的分布表明，87% 位于内含子区，1% 在外显子-内含子的结合区(图 3-9(b))，12% 在外显子区。在外显子区的结合峰分布比较均匀。考虑到人类基因组编码区的总长度是 3' UTR 的 1.5 倍，5' UTR 的总长度是 3' UTR 的 1/10，那么 hnRNP U 结合区在 3' UTR 相对于其他两个区域富集了 2.25~2.5 倍 (图 3-9(c))。

我们对在 hnRNP U 结合峰里富集的基序进行分析，发现 hnRNP U 结合 RNA 的基序是 GU 富集的，第一富集的基序是 UGGUGG(图 3-9(d))。这和 Dreyfuss 实验室 hnRNP U 在体外与多聚 G 序列的结合最紧密的发现相互吻合(Kiledjian and Dreyfuss 1992)。图 3-9(e)显示本次高通量测序已经饱和。

3.9 hnRNP U 结合 U2 snRNA，证明它是 U2 snRNP 的一个重要组分

认真分析 CLIP-seq 数据，我们发现 hnRNP U 与 U2 snRNA 具有强烈的结合能力(17 个结合标签)(图 3-10(b))。该结果证明，hnRNP U 是 U2 snRNP 一个重要的组分。我们需要用免疫共沉淀实验继续证明这一结论。我们推论 hnRNP U 可能通过与 U2 snRNA 直接相互作用，而与 U2AF65 相互作用，这可能是我们看到这两个蛋白相互作用依赖 RNA 的原因。除 U2 snRNA，hnRNP U 也可以结合 U1 snRNA 和 U6 snRNA(图 3-10)，暗示 hnRNP U 可能是一个重要的剪接体组分。这对解释该蛋白已知的生物学功能具有重要的启发。

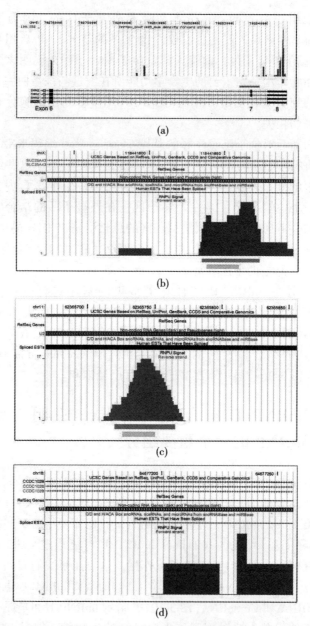

图 3-10　hnRNP U 结合 U2 snRNA

（a）hnRNP U 在 SMN2 上的结合。（b）hnRNP U 在 U1 snRNA 上的结合。
（c）hnRNP U 在 U2 snRNA 上的结合。（d）hnRNP U 在 U6 snRNA 上的结合。

90

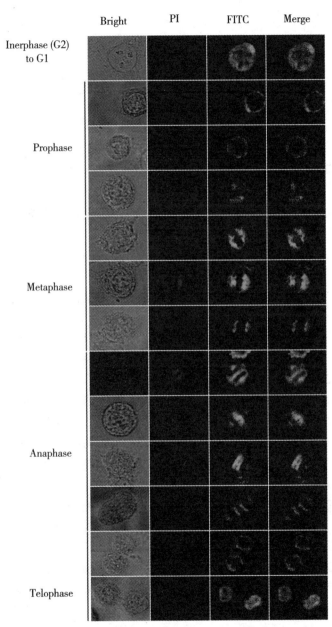

图 3-11　hnRNP U 在细胞周期的不同阶段与 DNA 的共定位情况

第 4 章 研究工作总结和展望

4.1 工作总结

(1)成功应用 esiRNA 介导的大规模 RNA 干扰系统筛选出 SMN2 外显子 7 可变剪接抑制因子 hnRNP U。

(2)深入研究发现 hnRNP U 既抑制 SMN2 也抑制 SMN1 外显子 7 可变剪接。

(3)hnRNP U 不是通过已知的 ISS 或者调控转录的方式抑制 SMN2 外显子 7 可变剪接。

(4)进一步大规模筛选发现 5 个 3' 剪接位点识别蛋白抑制 SMN2 外显子 7 可变剪接,包括 U2AF65,U2AF35,SF1,CHERP,和 PUF60(U2AF65 的同源蛋白)。

(5)发现 hnRNP U 能够和 3' 剪接位点识别因子 U2AF65,U2AF35 和 SF1 相互作用,与 U2AF65 的作用最强。暗示它们可能通过影响 3' 剪接位点的选择调控 SMN2 外显子 7 的剪接。

(6)hnRNP U 的 CLIP-seq 结果显示 hnRNP U 特异性直接结合 U2 snRNA SmBP-box 区域,因此 hnRNP U 可能通过参与 U2 snRNP 的组装或改变 U2 snRNA 的构象来影响其 3' 剪接位点的识别。

(7)以上结果提供了一个新的剪接调控模型:组成型的 3' 剪接因子优先结合组成型的 3' 剪接位点(强剪接位点),因此当它们被敲低后,强 3' 剪接位点的选择能力下降,而弱 3' 剪接位点的识别因子没有改变。因此,弱 3' 剪接位点竞争 5' 剪接位点的能力增强了,造成可变剪接的增强。这为组成型剪接因子下调后可变剪接发生变化提供了一个分子机制。

(8)hnRNP U 的 CLIP 结果同样提供了 hnRNP U 的基因组范围

RNA 结合图谱，这对我们全面了解 hnRNP U 的功能非常重要。同时我们发现 hnRNP U 的结合位点和可变剪接事件是相关的，这预示着 hnRNP U 可能直接参与调控可变剪接。

（9）我们还完成了 hnRNP U 敲除样品的 RNA-seq 工作，再结合 CLIP-seq 的结果，我们会发现更多 hnRNP U 新的功能。

4.2　展望

我们通过初步的 RNA 干扰筛选，鉴定出了 RNA 结合蛋白 hnRNP U 作为 SMN2 外显子 7 可变剪接关键的调控因子。核不均一蛋白家族有大约有 30 个成员，其中 hnRNP U 是 hnRNP 家族中最大的一个蛋白，由 806 个氨基酸组成。hnRNP U 是一个 DNA 结合蛋白。它能够特异性地结合人类基因组上的基质附着区域（scaffold attachment region，SAR），所以它又叫做核基质附着因子 A（scaffold attachment factor A，SAF-A）。同时 hnRNP U 也是 RNA 结合蛋白，它通过 C 端的 RGG 结构域结合 RNA。hnRNP U 还能通过其中间结构域结合 RNA 聚合酶Ⅱ来调控转录。所以说 hnRNP U 是一个功能相当丰富的蛋白质。目前对于 hnRNP U 生物学功能的报道都集中在其通过结合 DNA 或 RNA 聚合酶Ⅱ进行转录调控的功能，而对它作为一个 RNA 结合蛋白的功能却了解非常少。除了它能够结合病毒前导序列（lead sequence）和结合部分基因的 3' UTR 调控其 mRNA 的稳定性的这两篇报道以外，就没有其他案例了。在这里我们通过初步的 RNAi 和功能性剪接筛选和鉴定出 hnRNP U 是一个新的剪接调控蛋白，这为我们更加全面地了解其 RNA 结合的功能提供了新的信息。我们发现在体内敲除掉 hnRNP U 不仅会明显增强 minigene SMN2 外显子 7 的剪接，也会增强内源的 SMN2 外显子 7 的剪接。这为我很更加清楚地理解 SMN2 外显子 7 剪接机制增添了新的视野。hnRNP U 的 CLIP-seq 结果发现 hnRNP U 结合 G/U 富集区域，这和 Dreyfuss 实验室鉴定的全长 hnRNP U 和其 RNA 结合结构域在体外选择性地结合 G 富集序列和 U 富集序列是高度吻合的。

我们还发现 hnRNP U 并不响应 SMN2 相对于 SMN1 外显子 7 上的突变位点，敲除掉 hnRNP U，SMN1 和 SMN2 外显子 7 的剪接都会增强。但是 hnRNP U 并不是一个普遍的剪接抑制因子，我们发现敲除 hnRNP U 并不会引起内源的 Caspase 2、Fas 和 BCLX 等剪接事件的改变。这说明 hnRNP U 调控 SMN 外显子剪接是基因特异性的。目前发现的已知的剪接抑制因子有 hnRNP A1，hnRNP A2 和 Sam68，但是我们发现敲除掉 hnRNP A1 或 hnRNP A2 并不影响 hnRNP U 的抑制作用，这说明 hnRNP U 和 hnRNP A1，hnRNP A2 的作用方式是不同的。有报道称 hnRNP U 会结合 RNA Pol Ⅱ 来调控转录，而转录和剪接是偶联在一起的，hnRNP U 也许会通过调控转录来间接调控 SMN 外显子 7 的剪接。但是我们发现敲除 hnRNP U 并不会影响 SMN 基因的转录，即使是用 DRB 抑制细胞的转录活性也不影响 SMN 外显子的剪接。这两组数据都说明 hnRNP U 不是通过调控转录来调控 SMN 外显子 7 剪接的。我们后来采用大规模 RNA 干扰筛选又鉴定出了 8 个 SMN 外显子 7 剪接调控因子，发现这 11 个调控因子中有 6 个都是正调控因子，它们是 SF1、U2AF65、U2AF35、PUF60、CHERP 和 9G8，其中 SF1、U2AF65、U2AF35 和 PUF60 都与 3' 剪接位点识别相关，另外有报道称 CHERP 也是 U2 snRNP 复合物的成员，也就是说 3' 剪接位点的识别对于 SMN 外显子 7 的剪接是至关重要的。SF1、U2AF65、U2AF35 和 PUF60 的敲除会使 U2 snRNP 识别剪接位点的能力减弱，使得内含子 7 强的 3' 剪接位点与内含子 6 弱的剪接位点竞争 5' 剪接位点的能力减弱，让内含子 6 弱的剪接位点和 5' 剪接位点配对的机会增加，这样使得 SMN 外显子 7 的剪接增强。这一结果说明 SMN 外显子 7 剪接调控并不是剪接抑制因子完全主导的，而是部分由于剪接位点竞争原因造成的。不同的 3' 剪接位点识别因子敲除后引起 SMN2 外显子 7 剪接增强，说明这种机制对于 SMN 基因是普遍使用的。Graveley 在大规模筛选果蝇剪接调控因子时发现相互作用蛋白往往有相同的调控功能。后来我们还发现 hnRNP U 与 SF1、U2AF65、U2AF35 相互作用，它们之间的相互作用是依赖于 RNA 的，说明 hnRNP U 在 3' 剪接位点识别上起着重要的作用。这也暗示 hnRNP U 可能和 SF1、U2AF65、U2AF35 是通过同一途径来调控 SMN 外显子 7 剪接。双敲除实验证实同时敲除 hnRNP U 和 U2AF65 会加强剪接的效果，这更是验证了以上猜测。

说明敲除 hnRNP U 可能也是通过减弱 3' 剪接位点的识别来增强 SMN2 外显子 7 的剪接。那 hnRNP U 又是如何调控 3' 剪接位点识别的呢？我们的 hnRNP U CLIP-seq 结果显示 hnRNP U 直接结合 U2 snRNA 的 SmBP-box 区域。保守的 SmBP-box 区域是 U 富集区域，这和 hnRNP U 在体外的 RNA 结合活性是完全吻合的。SmBP-box 区域是 Sm 蛋白结合的保守序列，Sm 蛋白的结合对于 U snRNP 的发生、运输和功能是至关重要的。我们推测 hnRNP U 可能在 U2 snRNP 的组装或构象变化上起着重要的作用，敲除 hnRNP U 因此会影响 3' 剪接位点的识别，导致 SMN2 外显子剪接的增强。

参 考 文 献

[1] Auboeuft, D. , D. H. Dowhan, et al. Differential recruitment of nuclear receptor coactivators may determine alternative RNA splice site choice in target genes. Proceedings of the National Academy of Sciences of the United States of America, 2004, 101 (8): 2270-2274.

[2] Babu, M. M. , N. M. Luscombe, et al. Structure and evolution of transcriptional regulatory networks. Current Opinion in Structural Biology, 2004, 14(3): 283-291.

[3] Batsche, E. , M. Yaniv, et al. The human SWI/SNF subunit Brm is a regulator of alternative splicing. Nature Structural & Molecular Biology, 2006, 13(1): 22-29.

[4] Baughan, T. , M. Shababi, et al. Stimulating full-length SMN2 expression by delivering bifunctional RNAs via a viral vector. Mol Ther, 2006, 14(1): 54-62.

[5] Berglund, J. A. , K. Chua, et al. The splicing factor BBP interacts specifically with the pre-mRNA branchpoint sequence UACUAAC. Cell, 1997, 89(5): 781-7.

[6] Bessonov, S. , M. Anokhina, et al. Isolation of an active step I spliceosome and composition of its RNP core. Nature, 2008, 452 (7189): 846-U3.

[7] Black, D. L. Mechanisms of alternative pre-messenger RNA splicing. Annual Review of Biochemistry, 2003, 72: 291-336.

[8] Blencowe, B. J. Alternative splicing: New insights from global analyses. Cell, 2006, 126(1): 37-47.

[9] Blencowe, B. J. , G. Bauren, et al. The SRm160/300 splicing

coactivator subunits. Rna-a Publication of the Rna Society, 2000, 6(1): 111-120.

[10] Bonnal, S. , C. Martinez, et al. RBM5/Luca-15/H37 Regulates Fas Alternative Splice Site Pairing after Exon Definition. Molecular Cell, 2008, 32(1): 81-95.

[11] Bose, J. K. , I. F. Wang, et al. TDP-43 overexpression enhances exon 7 inclusion during the survival of motor neuron pre-mRNA splicing. J Biol Chem, 2008, 283(43): 28852-9.

[12] Bose, J. K. , I. F. Wang, et al. TDP-43 Overexpression Enhances Exon 7 Inclusion during the Survival of Motor Neuron Pre-mRNA Splicing. Journal of Biological Chemistry, 2008, 283 (43): 28852-28859.

[13] Bourgeois, C. F. , M. Popielarz, et al. Identification of a bidirectional splicing enhancer: Differential involvement of SR proteins in 5' or 3' splice site activation. Molecular and Cellular Biology, 1999, 19(11): 7347-7356.

[14] Boutz, P. L. , P. Stoilov, et al. A post-transcriptional regulatory switch in polypyrimidine tract-binding proteins reprograms alternative splicing in developing neurons. Genes & Development, 2007, 21(13): 1636-1652.

[15] Boutz, P. L. , P. Stoilov, et al. A post-transcriptional regulatory switch in polypyrimidine tract-binding proteins reprograms alternative splicing in developing neurons. Genes Dev, 2007, 21 (13): 1636-52.

[16] Camats, M. , S. Guil, et al. P68 RNA Helicase (DDX5) Alters Activity of Cis- and Trans-Acting Factors of the Alternative Splicing of H-Ras. PLoS One, 2008, 3(8): 9.

[17] Caputi, M. and A. M. Zahler. Determination of the RNA binding specificity of the heterogeneous nuclear ribonucleoprotein (hnRNP) H/H '/F/2H9 family. Journal of Biological Chemistry, 2001, 276(47): 43850-43859.

[18] Cartegni, L. , S. L. Chew, et al. Listening to silence and

understanding nonsense: exonic mutations that affect splicing. Nat Rev Genet, 2002, 3(4): 285-98.

[19] Cartegni, L. , M. L. Hastings, et al. Determinants of exon 7 splicing in the spinal muscular atrophy genes, SMN1 and SMN2. Am J Hum Genet, 2006, 78(1): 63-77.

[20] Castle, J. C. , C. L. Zhang, et al. Expression of 24,426 human alternative splicing events and predicted cis regulation in 48 tissues and cell lines. Nature Genetics, 2008, 40(12): 1416-1425.

[21] Cheah, M. T. , A. Wachter, et al. Control of alternative RNA splicing and gene expression by eukaryotic riboswitches. Nature, 2007, 447(7143): 497-U7.

[22] Chen, H. H. , J. G. Chang, et al. The RNA Binding Protein hnRNP Q Modulates the Utilization of Exon 7 in the Survival Motor Neuron 2 (SMN2) Gene. Molecular and Cellular Biology, 2008, 28(22): 6929-6938.

[23] Chou, M. Y. , J. G. Underwood, et al. Multisite RNA binding and release of polypyrimidine tract binding protein during the regulation of c-src neural-specific splicing. Molecular Cell, 2000, 5(6): 949-957.

[24] Coutinho-Mansfield, G. C. , Y. C. Xue, et al. PTB/nPTB switch: a post-transcriptional mechanism for programming neuronal differentiation. Genes & Development, 2007, 21(13): 1573-1577.

[25] Cramer, P. , J. F. Caceres, et al. Coupling of transcription with alternative splicing: RNA pol II promoters modulate SF2/ASF and 9G8 effects on an exonic splicing enhancer. Molecular Cell, 1999, 4(2): 251-258.

[26] Damgaard, C. K. , T. O. Tange, et al. hnRNP A1 controls HIV-1 mRNA splicing through cooperative binding to intron and exon splicing silencers in the context of a conserved secondary structure. Rna-a Publication of the Rna Society, 2002, 8(11): 1401-1415.

[27] Das, R. , J. Yu, et al. SR proteins function in coupling RNAP II transcription to pre-mRNA splicing. Molecular Cell, 2007, 26

(6): 867-881.

[28] David, C. J. and J. L. Manley. The search for alternative splicing regulators: new approaches offer a path to a splicing code. Genes & Development, 2008, 22(3): 279-285.

[29] Davis, M., A. Hatzubai, et al. Pseudosubstrate regulation of the SCF(beta-TrCP) ubiquitin ligase by hnRNP-U. Genes Dev, 2002, 16(4): 439-51.

[30] de la Mata, M., C. R. Alonso, et al. A slow RNA polymerase II affects alternative splicing in vivo. Molecular Cell, 2003, 12(2): 525-532.

[31] de la Mata, M. and A. R. Kornblihtt. RNA polymerase IIC-terminal domain mediates regulation of alternative splicing by SRp20. Nature Structural & Molecular Biology, 2006, 13(11): 973-980.

[32] Ding, J. H., X. D. Xu, et al. Dilated cardiomyopathy caused by tissue-specific ablation of SC35 in the heart. Embo Journal, 2004, 23(4): 885-896.

[33] Dredge, B. K., G. Stefani, et al. Nova autoregulation reveals dual functions in neuronal splicing. Embo Journal, 2005, 24(8): 1608-1620.

[34] Dreyfuss, G., V. N. Kim, et al. Messenger-RNA-binding proteins and the messages they carry. Nature Reviews Molecular Cell Biology, 2002, 3(3): 195-205.

[35] Dreyfuss, G., L. Philipson, et al. Ribonucleoprotein particles in cellular processes. J Cell Biol, 1988, 106(5): 1419-25.

[36] Edamatsu, H., Y. Kaziro, et al. LUCA15, a putative tumour suppressor gene encoding an RNA-binding nuclear protein, is down-regulated in ras-transformed Rat-1 cells. Genes to Cells, 2000, 5(10): 849-858.

[37] Eldridge, A. G., Y. Li, et al. The SRm160/300 splicing coactivator is required for exon-enhancer function. Proceedings of the National Academy of Sciences of the United States of America,

1999, 96(11): 6125-6130.

[38] Fackelmayer, F. O., K. Dahm, et al. Nucleic-acid-binding properties of hnRNP-U/SAF-A, a nuclear-matrix protein which binds DNA and RNA in vivo and in vitro. Eur J Biochem, 1994, 221(2): 749-57.

[39] Feng, Y., M. Chen, et al. Phosphorylation switches the general splicing repressor SRp38 to a sequence-specific activator. Nature Structural & Molecular Biology, 2008, 15(10): 1040-1048.

[40] Feng, Y., M. T. Valley, et al. SRp38 Regulates Alternative Splicing and Is Required for Ca^{2+} Handling in the Embryonic Heart. Developmental Cell, 2009, 16(4): 528-538.

[41] Forch, P., O. Puig, et al. The splicing regulator TIA-1 interacts with U1-C to promote U1 snRNP recruitment to 5' splice sites. Embo Journal, 2002, 21(24): 6882-6892.

[42] Gabanella, F., M. E. R. Butchbach, et al. Ribonucleoprotein Assembly Defects Correlate with Spinal Muscular Atrophy Severity and Preferentially Affect a Subset of Spliceosomal snRNPs. PLoS, One 2007, 2(9): 12.

[43] Grabowski, P. J. and D. L. Black. Alternative RNA splicing in the nervous system. Progress in Neurobiology, 2001, 65(3): 289-308.

[44] Graveley, B. R. Sorting out the complexity of SR protein functions. Rna-a Publication of the Rna Society, 2000, 6(9): 1197-1211.

[45] Graveley, B. R. Alternative splicing: increasing diversity in the proteomic world. Trends in Genetics, 2001, 17(2): 100-107.

[46] Graveley, B. R. Mutually exclusive splicing of the insect Dscam Pre-mRNA directed by competing intronic RNA secondary structures. Cell, 2001, 123(1): 65-73.

[47] Graveley, B. R., K. J. Hertel, et al. The role of U2AF(35) and U2AF(65) in enhancer-dependent splicing. Rna-a Publication of the Rna Society, 2001, 7(6): 806-818.

[48] Grosso, A. R., A. Q. Gomes, et al. Tissue-specific splicing factor gene expression signatures. Nucleic Acids Research, 2008, 36(15): 4823-4832.

[49] Grover, A., H. Houlden, et al. 5' splice site mutations in tau associated with the inherited dementia FTDP-17 affect a stem-loop structure that regulates alternative splicing of exon 10. Journal of Biological Chemistry, 1999, 274(21): 15134-15143.

[50] Hallikas, O., K. Palin, et al. Genome-wide prediction of mammalian enhancers based on analysis of transcription-factor binding affinity. Cell, 2006, 124(1): 47-59.

[51] Henkin, T. M. Riboswitch RNAs: using RNA to sense cellular metabolism. Genes & Development, 2008, 22(24): 3383-3390.

[52] Hiller, M., Z. Zhang, et al. Pre-mRNA secondary structures influence exon recognition. Plos Genetics, 2007, 3 (11): 2147-2155.

[53] Hofmann, Y. and B. Wirth. hnRNP-G promotes exon 7 inclusion of survival motor neuron (SMN) via direct interaction with Htra2-beta 1. Human Molecular Genetics, 2002, 11(17): 2037-2049.

[54] House, A. E. and K. W. Lynch. An exonic splicing silencer represses spliceosome assembly after ATP-dependent exon recognition. Nature Structural & Molecular Biology, 2006, 13 (10): 937-944.

[55] Howell, M., C. Borchers, et al. Heterogeneous nuclear ribonuclear protein U associates with YAP and regulates its co-activation of Bax transcription. J Biol Chem, 2004, 279(25): 26300-6.

[56] Hua, Y., T. A. Vickers, et al. Enhancement of SMN2 exon 7 inclusion by antisense oligonucleotides targeting the exon. PLoS Biol, 2007, 5(4): e73.

[57] Hua, Y., T. A. Vickers, et al. Antisense masking of an hnRNP A1/A2 intronic splicing silencer corrects SMN2 splicing in transgenic mice. Am J Hum Genet, 2008, 82(4): 834-48.

[58]Hui, J. Y. , L. H. Hung, et al. Intronic CA-repeat and CA-rich elements: a new class of regulators of mammalian alternative splicing. Embo Journal, 2005, 24(11): 1988-1998.

[59]Hung, L. H. , M. Heiner, et al. Diverse roles of hnRNP L in mammalian mRNA processing: A combined microarray and RNAi analysis. Rna-a Publication of the Rna Society, 2008, 14(2): 284-296.

[60]Hutchison, S. , C. LeBel, et al. Distinct sets of adjacent heterogeneous nuclear ribonucleoprotein (hnRNP) A1/A2 binding sites control 5' splice site selection in the hnRNP A1 mRNA precursor. Journal of Biological Chemistry, 2002, 277 (33): 29745-29752.

[61]Izquierdo, J. M. , N. Majos, et al. Regulation of fas alternative splicing by antagonistic effects of TIA-1 and PTB on exon definition. Molecular Cell, 2005, 19(4): 475-484.

[62]Kashima, T. and J. L. Manley. A negative element in SMN2 exon 7 inhibits splicing in spinal muscular atrophy. Nat Genet, 2003, 34(4): 460-3.

[63]Kashima, T. and J. L. Manley. A negative element in SMN2 exon 7 inhibits splicing in spinal muscular atrophy. Nature Genetics, 2003, 34(4): 460-463.

[64]Kashima, T. , N. Rao, et al. hnRNP A1 functions with specificity in repression of SMN2 exon 7 splicing. Human Molecular Genetics, 2007, 16(24): 3149-3159.

[65]Kashima, T. , N. Rao, et al. An intronic element contributes to splicing repression in spinal muscular atrophy. Proceedings of the National Academy of Sciences of the United States of America, 2007, 104(9): 3426-3431.

[66]Kashima, T. , N. Rao, et al. An intronic element contributes to splicing repression in spinal muscular atrophy. Proc Natl Acad Sci U S A, 2007, 104(9): 3426-3431.

[67]Kiledjian, M. and G. Dreyfuss. Primary structure and binding

activity of the hnRNP U protein: binding RNA through RGG box. EMBO J, 1992, 11(7): 2655-2664.

[68] Kim, E., A. Goren, et al. Alternative splicing: current perspectives. Bioessays, 2008, 30(1): 38-47.

[69] Kishore, S. and S. Stamm. The snoRNA HBII-52 regulates alternative splicing of the serotonin receptor 2C. Science, 2006, 311(5758): 230-232.

[70] Kornblihtt, A. R. Chromatin, transcript elongation and alternative splicing. Nature Structural & Molecular Biology, 2006, 13(1): 5-7.

[71] Kotlajich, M. V., T. L. Crabb, et al. Spliceosome assembly pathways for different types of alternative splicing converge during commitment to splice site pairing in the a complex. Molecular and Cellular Biology, 2009, 29(4): 1072-1082.

[72] Krainer, A. R., G. C. Conway, et al. Purification and characterization of pre-mRNA splicing factor SF2 from HeLa cells. Genes Dev, 1990, 4(7): 1158-1171.

[73] Krecic, A. M. and M. S. Swanson. hnRNP complexes: composition, structure, and function. Curr Opin Cell Biol, 1999, 11(3): 363-371.

[74] Lewin, B. Genes for SMA: multum in parvo. Cell, 1995, 80 (1): 1-5.

[75] Li, Q., J. A. Lee, et al. Neuronal regulation of alternative pre-mRNA splicing. Nature Reviews Neuroscience, 2007, 8(11): 819-831.

[76] Libri, D., L. Balvay, et al. In vivo splicing of the beta tropomyosin pre-mRNA: a role for branch point and donor site competition. Mol Cell Biol, 1992, 12(7): 3204-3215.

[77] Licatalosi, D. D., A. Mele, et al. HITS-CLIP yields genome-wide insights into brain alternative RNA processing. Nature, 2008, 456(7221): 464-469.

[78] Lim, S. R. and K. J. Hertel. Commitment to splice site pairing

coincides with a complex formation. Molecular Cell, 2004, 15 (3): 477-483.

[79] Lin, S. R. , G. Coutinho-Mansfield, et al. The splicing factor SC35 has an active role in transcriptional elongation. Nature Structural & Molecular Biology, 2008, 15(8): 819-826.

[80] Long, J. C. and J. F. Caceres. The SR protein family of splicing factors: master regulators of gene expression. Biochemical Journal, 2009, 417: 15-27.

[81] Longman, D. , T. McGarvey, et al. Multiple interactions between SRm160 and SR family proteins in enhancer-dependent splicing and development of C-elegans. Current Biology, 2001, 11(24): 1923-1933.

[82] Lorson, C. L. , E. Hahnen, et al. A single nucleotide in the SMN gene regulates splicing and is responsible for spinal muscular atrophy. Proc Natl Acad Sci U S A, 1999, 96(11): 6307-6311.

[83] Makeyev, E. V. , J. W. Zhang, et al. The MicroRNA miR-124 promotes neuronal differentiation by triggering brain-specific alternative Pre-mRNA splicing. Molecular Cell, 2007, 27(3): 435-448.

[84] Martens, J. H. , M. Verlaan, et al. Scaffold/matrix attachment region elements interact with a p300-scaffold attachment factor A complex and are bound by acetylated nucleosomes. Mol Cell Biol, 2002, 22(8): 2598-2606.

[85] Martinez-Contreras, R. , J. F. Fisette, et al. Intronic binding sites for hnRNP A/B and hnRNP F/H proteins stimulate pre-mRNA splicing. Plos Biology, 2006, 4(2): 172-185.

[86] Massiello, A. , J. R. Roesser, et al. SAP155 binds to ceramide-responsive RNA cis-element 1 and regulates the alternative 5' splice site selection of Bcl-x pre-mRNA. Faseb Journal, 2006, 20 (10): 1680.

[87] Mauger, D. M. , C. Lin, et al. HnRNP H and hnRNP F complex with Fox2 to silence fibroblast growth factor receptor 2 Exon IIIc.

Molecular and Cellular Biology, 2008, 28(17): 5403-5419.

[88] McKee, A. E., E. Minet, et al. genome-wide in situ hybridization map of RNA-binding proteins reveals anatomically restricted expression in the developing mouse brain. Bmc Developmental Biology 5, 2005.

[89] Meyer, K., J. Marquis, et al. Rescue of a severe mouse model for spinal muscular atrophy by U7 snRNA-mediated splicing modulation. Hum Mol Genet, 2009, 18(3): 546-55.

[90] Miyajima, H., H. Miyaso, et al. Identification of a cis-acting element for the regulation of SMN exon 7 splicing. J Biol Chem, 2002, 277(26): 23271-23277.

[91] Miyaso, H., M. Okumura, et al. An intronic splicing enhancer element in survival motor neuron (SMN) pre-mRNA. J Biol Chem, 2003, 278(18): 15825-15831.

[92] Monani, U. R. Spinal muscular atrophy: A deficiency in a ubiquitous protein; a motor neuron-specific disease. Neuron, 2005, 48(6): 885-896.

[93] Monani, U. R. Spinal muscular atrophy: a deficiency in a ubiquitous protein; a motor neuron-specific disease. Neuron, 2005, 48(6): 885-896.

[94] Monsalve, M., Z. D. Wu, et al. Direct coupling of transcription and mRNA processing through the thermogenic coactivator PGC-1. Molecular Cell, 2000, 6(2): 307-316.

[95] Mourtada-Maarabouni, M., L. C. Sutherland, et al. Candidate tumour suppressor LUCA-15 can regulate multiple apoptotic pathways. Apoptosis, 2002, 7(5): 421-432.

[96] Munoz, M. J., M. S. P. Santangelo, et al. DNA Damage Regulates Alternative Splicing through Inhibition of RNA Polymerase II Elongation. Cell, 2009, 137(4): 708-720.

[97] Nasim, F. U. H., S. Hutchison, et al. High-affinity hnRNP A1 binding sites and duplex-forming inverted repeats have similar effects on 5' splice site selection in support of a common looping

out and repression mechanism. Rna-a Publication of the Rna Society, 2002, 8(8): 1078-1089.

[98] Nelson, K. K. and M. R. Green. Mammalian U2 snRNP has a sequence-specific RNA-binding activity. Genes Dev, 1989, 3 (10): 1562-71.

[99] Ohi, M. D., C. W. V. Kooi, et al. Structural and functional analysis of essential pre-mRNA splicing factor Prp19p. Molecular and Cellular Biology, 2005, 25(1): 451-460.

[100] Ohno, G., M. Hagiwara, et al. STAR family RNA-binding protein ASD-2 regulates developmental switching of mutually exclusive alternative splicing in vivo. Genes & Development, 2008, 22(3): 360-374.

[101] Olson, S., M. Blanchette, et al. A regulator of Dscam mutually exclusive splicing fidelity. Nature Structural & Molecular Biology, 2007, 14(12): 1134-1140.

[102] Pacheco, T. R., M. B. Coelho, et al. In vivo requirement of the small subunit of U2AF for recognition of a weak 3' splice site. Molecular and Cellular Biology, 2006, 26 (21): 8183-8190.

[103] Pan, Q., O. Shai, et al. Deep surveying of alternative splicing complexity in the human transcriptome by high-throughput sequencing. Nature Genetics, 2008, 40(12): 1413-1415.

[104] Park, J. W., K. Parisky, et al. Identification of alternative splicing regulators by RNA interference in Drosophila. Proc Natl Acad Sci U S A, 2004, 101(45): 15974-15979.

[105] Park, J. W., K. Parisky, et al. Identification of alternative splicing regulators by RNA interference in Droshila. Proceedings of the National Academy of Sciences of the United States of America, 2004, 101(45): 15974-15979.

[106] Pearn, J. Classification of spinal muscular atrophies. Lancet, 1980, 1(8174): 919-922.

[107] Pellizzoni, L. Chaperoning ribonucleoprotein biogenesis in health

and disease. EMBO Rep, 2007, 8(4): 340-5.

[108] Perrone-Bizzozero, N. and F. Bolognani. Role of HuD and other RNA-binding proteins in neural development and plasticity. Journal of Neuroscience Research, 2002, 68(2): 121-126.

[109] Pinol-Roma, S. HnRNP proteins and the nuclear export of mRNA. Semin Cell Dev Biol, 1997, 8(1): 57-63.

[110] Pleiss, J. A., G. B. Whitworth, et al. Rapid, transcript-specific changes in splicing in response to environmental stress. Molecular Cell, 2007, 27(6): 928-937.

[111] Romig, H., F. O. Fackelmayer, et al. Characterization of SAF-A, a novel nuclear DNA binding protein from HeLa cells with high affinity for nuclear matrix/scaffold attachment DNA elements. EMBO J, 1992, 11(9): 3431-40.

[112] Roshon, M. J. and H. E. Ruley. Hypomorphic mutation in hnRNP U results in post-implantation lethality. Transgenic Res, 2005, 14(2): 179-192.

[113] Sanford, J. R., P. Coutinho, et al. Identification of Nuclear and Cytoplasmic mRNA Targets for the Shuttling Protein SF2/ASF. PLoS One, 2008, 3(10).

[114] Sanford, J. R., X. Wang, et al. Splicing factor SFRS1 recognizes a functionally diverse landscape of RNA transcripts. Genome Research, 2009, 19(3): 381-394.

[115] Sauliere, J., A. Sureau, et al. The polypyrimidine tract binding protein (PTB) represses splicing of exon 6B from the beta-tropomyosin pre-mRNA by directly interfering with the binding of the U2AF65 subunit. Molecular and Cellular Biology, 2006, 26 (23): 8755-8769.

[116] Scaffidi, P. and T. Misteli. Reversal of the cellular phenotype in the premature aging disease Hutchinson-Gilford progeria syndrome. Nat Med, 2005, 11(4): 440-5.

[117] Sharma, S., A. M. Falick, et al. Polypyrimidine tract binding protein blocks the 5' splice site-dependent assembly of U2AF

and the presplicelosomal E complex. Molecular Cell, 2005, 19 (4): 485-496.

[118] Sharma, S., L. A. Kohlstaedt, et al. Polypyrimidine tract binding protein controls the transition from exon definition to an intron defined spliceosome. Nature Structural & Molecular Biology, 2008, 15(2): 183-191.

[119] Shin, C., Y. Feng, et al. Dephosphorylated SRp38 acts as a splicing repressor in response to heat shock. Nature, 2004, 427 (6974): 553-558.

[120] Shin, C. S. and J. L. Manley. The SR protein SRp38 represses splicing in M phase cells. Cell, 2002, 111(3): 407-417.

[121] Sims, R. J., S. Millhouse, et al. Recognition of trimethylated histone h3 lysine 4 facilitates the recruitment of transcription postinitiation factors and pre-mRNA splicing. Molecular Cell, 2007, 28(4): 665-676.

[122] Singh, N. K., N. N. Singh, et al. Splicing of a critical exon of human Survival Motor Neuron is regulated by a unique silencer element located in the last intron. Mol Cell Biol, 2006, 26(4): 1333-46.

[123] Singh, N. N., R. N. Singh, et al. Modulating role of RNA structure in alternative splicing of a critical exon in the spinal muscular atrophy genes. Nucleic Acids Res, 2007, 35(2): 371-89.

[124] Singh, R., J. Valcarcel, et al. Distinct binding specificities and functions of higher eukaryotic polypyrimidine tract-binding proteins. Science, 1995, 268(5214): 1173-6.

[125] Skordis, L. A., M. G. Dunckley, et al. Bifunctional antisense oligonucleotides provide a trans-acting splicing enhancer that stimulates SMN2 gene expression in patient fibroblasts. Proc Natl Acad Sci U S A, 2003, 100(7): 4114-4119.

[126] Smith, C. W. J. and J. Valcarcel. Alternative pre-mRNA splicing: the logic of combinatorial control. Trends in

Biochemical Sciences, 2000, 25(8): 381-388.

[127] Soller, M., M. Li, et al. Regulation of the ELAV target ewg: insights from an evolutionary perspective. Biochemical Society Transactions, 2008, 36: 502-504.

[128] Spellman, R., M. Llorian, et al. rossregulation and functional redundancy between the splicing regulator PTB and its paralogs nPTB and ROD1. Molecular Cell, 2007, 27(3): 420-434.

[129] Spellman, R. and C. W. J. Smith. Novel modes of splicing repression by PTB. Trends in Biochemical Sciences, 2006, 31 (2): 73-76.

[130] Sterner, D. A., T. Carlo, et al. Architectural limits on split genes. Proc Natl Acad Sci U S A, 1996, 93(26): 15081-5.

[131] Sultan, M., M. H. Schulz, et al. A global view of gene activity and alternative splicing by deep sequencing of the human transcriptome. Science, 2008, 321(5891): 956-960.

[132] Sultan, M., M. H. Schulz, et al. A global view of gene activity and alternative splicing by deep sequencing of the human transcriptome. Science, 2008, 321(5891): 956-60.

[133] Swanson, M. S. and G. Dreyfuss. Classification and purification of proteins of heterogeneous nuclear ribonucleoprotein particles by RNA-binding specificities. Mol Cell Biol, 1988, 8 (5): 2237-41.

[134] Tacke, R. and J. L. Manley. The human splicing factors ASF/ SF2 and SC35possess distinct, functionally significant RNA binding specificities. EMBO J, 1995, 14(14): 3540-3551.

[135] Tacke, R. and J. L. Manley. Determinants of SR protein specificity. Current Opinion in Cell Biology, 1999, 11 (3): 358-362.

[136] Tacke, R. and J. L. Manley. Functions of SR and Tra2 proteins in Pre-mRNA splicing regulation. Proceedings of the Society for Experimental Biology and Medicine, 1999, 220(2): 59-63.

[137] Tange, T. O., C. K. Damgaard, et al. The hnRNP A1 protein

regulates HIV-1 tat splicing via a novel intron silencer element. Embo Journal, 2001, 20(20): 5748-5758.

[138] Tisserant, A. and H. Konig. Signal-Regulated Pre-mRNA Occupancy by the General Splicing Factor U2AF. PLoS One, 2008, 3(1).

[139] Ule, J., G. Stefani, et al. An RNA map predicting Nova-dependent splicing regulation. Nature, 2006, 444 (7119): 580-586.

[140] Ule, J., A. Ule, et al. Nova regulates brain-specific splicing to shape the synapse. Nature Genetics, 2005, 37(8): 844-852.

[141] Vacek, M., P. Sazani, et al. Antisense-mediated redirection of mRNA splicing. Cell Mol Life Sci, 2003, 60(5): 825-33.

[142] Wahl, M. C., C. L. Will, et al. The Spliceosome: Design Principles of a Dynamic RNP Machine. Cell, 2009, 136(4): 701-718.

[143] Wang, E. T., R. Sandberg, et al. Alternative isoform regulation in human tissue transcriptomes. Nature, 2008, 456 (7221): 470-476.

[144] Wang, G. S. and T. A. Cooper. Splicing in disease: disruption of the splicing code and the decoding machinery. Nat Rev Genet, 2007, 8(10): 749-61.

[145] Wang, Z. F. and C. B. Burge. Splicing regulation: From a parts list of regulatory elements to an integrated splicing code. Rna-a Publication of the Rna Society, 2008, 14(5): 802-813.

[146] Warzecha, C. C., T. K. Sato, et al. ESRP1 and ESRP2 Are Epithelial Cell-Type-Specific Regulators of FGFR2 Splicing. Molecular Cell, 2009, 33(5): 591-601.

[147] Wilton, S. D. and S. Fletcher. RNA splicing manipulation: strategies to modify gene expression for a variety of therapeutic outcomes. Curr Gene Ther, 2005, 5(5): 467-483.

[148] Xu, X. D., D. M. Yang, et al. ASF/SF2-Regulated CaMKII delta alternative splicing temporally reprograms excitation-

contraction coupling in cardiac muscle. Cell, 2005, 120(1): 59-72.

[149] Xue, Y., Y. Zhou, et al. Genome-wide analysis of PTB-RNA interactions reveals a strategy used by the general splicing repressor to modulate exon inclusion or skipping. Mol Cell, 2009, 36(6): 996-1006.

[150] Yang, Y. Y., G. L. Yin, et al. The neuronal RNA-binding protein Nova-2 is implicated as the autoantigen targeted in POMA patients with dementia. Proc Natl Acad Sci U S A, 1998, 95 (22): 13254-13259.

[151] Yeo, G. W., N. G. Coufal, et al. An RNA code for the FOX2 splicing regulator revealed by mapping RNA-protein interactions in stem cells. Nat Struct Mol Biol, 2009, 16(2): 130-137.

[152] Young, P. J., C. J. DiDonato, et al. SRp30c-dependent stimulation of survival motor neuron (SMN) exon 7 inclusion is facilitated by a direct interaction with hTra2 beta 1. Human Molecular Genetics, 2002, 11(5): 577-587.

[153] Yu, Y., P. A. Maroney, et al. Dynamic regulation of alternative splicing by silencers that modulate 5' splice site competition. Cell, 2008, 135(7): 1224-1236.

[154] Yuo, C. Y., H. H. Lin, et al. 5-(N-ethyl-N-isopropyl)-amiloride enhances SMN2 exon 7 inclusion and protein expression in spinal muscular atrophy cells. Ann Neurol, 2008, 63(1): 26-34.

[155] Zamore, P. D. and M. R. Green. Identification, purification, and biochemical characterization of U2 small nuclear ribonucleoprotein auxiliary factor. Proc Natl Acad Sci U S A, 1989, 86(23): 9243-9247.

[156] Zhang, Z., F. Lotti, et al. SMN deficiency causes tissue-specific perturbations in the repertoire of snRNAs and widespread defects in splicing. Cell, 2008, 133(4): 585-600.

[157] Zhong, X. Y., P. Wang, et al. SR proteins in vertical

integration of gene expression from transcription to RNA processing to translation. Mol Cell, 2009, 35(1): 1-10.

[158] Zhou, H. L. and H. Lou. Repression of prespliceosome complex formation at two distinct steps by Fox-1/Fox-2 proteins. Molecular and Cellular Biology, 2008, 28(17): 5507-5516.

[159] Zhu, H. , R. A. Hasman, et al. A nuclear function of Hu proteins as neuron-specific alternative RNA processing regulators. Molecular Biology of the Cell, 2006, 17 (12): 5105-5114.

[160] Zhu, H. , M. N. Hinman, et al. Regulation of neuron-specific alternative splicing of neurofibromatosis type 1 pre-mRNA. Molecular and Cellular Biology, 2008, 28(4): 1240-1251.

[161] Zuo, P. and T. Maniatis. The splicing factor U2AF35 mediates critical protein-protein interactions in constitutive and enhancer-dependent splicing. Genes Dev, 1996, 10(11): 1356-1368.

缩 写 索 引

NPC	Neural progenitor cell
TOES	Targeted Oligonucleotide Enhancer of Splicing
hnRNA	Heterogeneous nuclear RNA
SAF-A	Scaffold attachment factor A
esiRNA	Endoribonuclease-prepared siRNA
PUF60	Poly-U binding splicing factor 60
CHERP	Calcium homeostasis endoplasmic reticulum protein

致　　谢

能完成这篇博士论文我首先要感谢的是我的父母、爷爷奶奶的养育之恩，他们伟大、无私的爱是我最坚实的后盾；我还要感谢我贤惠的妻子，她的鼓励和默默支持是我克服困难勇往直前的动力；我还要感谢我的导师付向东教授和张翼教授，他们全身心的指导和付出是引领我在科研这片惊涛骇浪的海洋中前行的航标灯。此时我可以对你们说，我毕业了，我会将这份事业进行下去，不辜负你们的期望，再次感谢你们！

我还要感谢联合实验室的孙慧老师对保持实验室良好的运转所付出的艰辛。

我还要感谢我的战友们：黄晨、刘薇、吴同彬、黄林、唐鹏和邵长伟，感谢和他们一起共事的日子，感谢他们给予实验室的温馨、和谐和轻松的氛围，我的成果也同样有他们的一份，谢谢他们，祝他们工作顺利！

肖　锐

武汉大学生命科学学院

2010 年 3 月 26 日于武昌珞珈山

武汉大学优秀博士学位论文文库

已出版：

- 基于双耳线索的移动音频编码研究／陈水仙　著
- 多帧影像超分辨率复原重建关键技术研究／谢伟　著
- Copula函数理论在多变量水文分析计算中的应用研究／陈璐　著
- 大型地下洞室群地震响应与结构面控制型围岩稳定研究／张雨霆　著
- 迷走神经诱发心房颤动的电生理和离子通道基础研究／赵庆彦　著
- 心房颤动的自主神经机制研究／鲁志兵　著
- 氧化应激状态下维持黑素小体蛋白低免疫原性的分子机制研究／刘小明　著
- 实流形在复流形中的全纯不变量／尹万科　著
- MITA介导的细胞抗病毒反应信号转导及其调节机制／钟波　著
- 图书馆数字资源选择标准研究／唐琼　著
- 年龄结构变动与经济增长：理论模型与政策建议／李魁　著
- 积极一般预防理论研究／陈金林　著
- 海洋石油开发环境污染法律救济机制研究／高翔　著
  —— 以美国墨西哥湾漏油事故和我国渤海湾漏油事故为视角
- 中国共产党人政治忠诚观研究／徐霞　著
- 现代汉语属性名词语义特征研究／许艳平　著
- 论马克思的时间概念／熊进　著
- 晚明江南诗学研究／张清河　著
- 社会网络环境下基于用户关系的信息推荐服务研究／胡吉明　著
- "氢–水"电化学循环中的非铂催化剂研究／肖丽　著
- 重商主义、发展战略与长期增长／王高望　著
- C–S–H及其工程特性研究／王磊　著
- 基于合理性理论的来源国形象研究：构成、机制及策略／周玲　著
- 马克思主义理论的科学性问题／范畅　著
- 细胞抗病毒天然免疫信号转导的调控机制／李颖　著
- 过渡金属催化活泼烷基卤代物参与的偶联反应研究／刘超　著
- 体育领域反歧视法律问题研究／周青山　著
- 地球磁尾动力学过程的卫星观测和数值模拟研究／周猛　著
- 基于Arecibo非相干散射雷达的电离层动力学研究／龚韵　著
- 生长因子信号在小鼠牙胚和腭部发育中的作用／李璐　著
- 农田地表径流中溶质流失规律的研究／童菊秀　著